齐鲁名医经验传承丛书

孟宪兰【儿科经验集】

主编　孙娟

U0320164

山东科学技术出版社

孟宪兰,女,1946年生,河南原阳人。现为济南市中医医院主任中医师,山东中医药大学兼职教授,全国第三批老中医药专家学术经验继承工作指导老师。曾获济南市名老中医、济南市"医界女杰"等光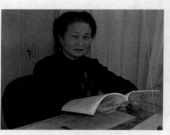荣称号。目前国家成立"孟宪兰全国名老中医药专家传承工作室",为工作室指导老师,进行工作室成员的带教工作。

1970年毕业于河南中医学院中医系,毕业后一直从事中医儿科专业,治学严谨,经验丰富,广受各界赞誉。孟老勤求古训,博采众长,勇于创新,提出许多新观点、新认识、新理论,在小儿肺炎、咳嗽、哮喘、厌食、抽动症等疾病的诊治方面形成了独具特色的学术思想,临床疗效显著。

临证之余,笔耕不辍,在《中医杂志》等期刊发表学术论文20余篇。主持山东省卫生厅1996年医药科技发展及"九五"医药科技攻关项目"宣肺饮的临床与实验研究",荣获山东省卫生科技进步二等奖及济南市科技进步三等奖。

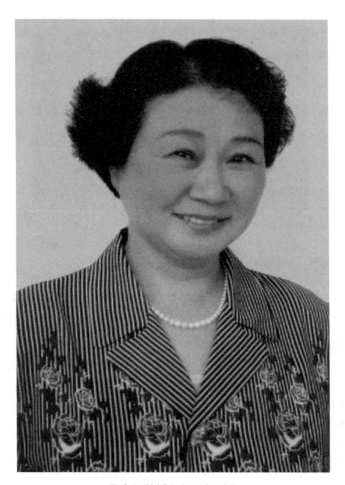

孟宪兰教授主任医师时照

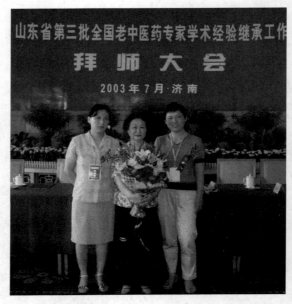

2003 年拜师大会,孟宪兰教授与学生孙娟、边宁合影

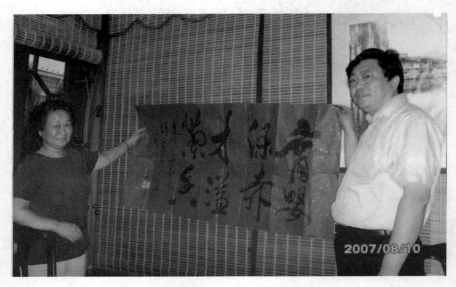

孟宪兰教授退休时,马其江院长赠字

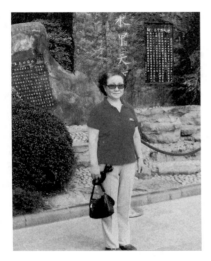
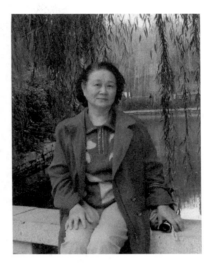

孟宪兰教授 65 岁近照

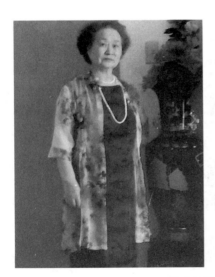
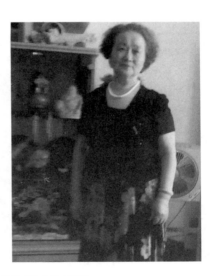

孟宪兰教授年近 70 岁夏装照

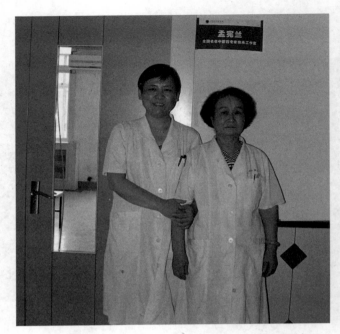

孟宪兰教授与全国第三批优秀中医人才孙娟合影

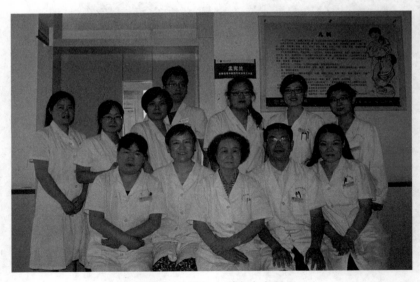

孟宪兰教授与全科大夫合影

序

欣闻全国名老中医药专家孟宪兰教授传承工作室历时三年之金秀学术成

果《孟宪兰儿科经验集》即付梓面世，甚化为一名与孟教授共事多年的中医药

同道善为喜兴，诚书数语常宝贵，而编集孟教授从医半个多世纪来，以中医药为主，中

西医结合治疗儿童常见多发、疑难病的临床经验之大成，精髓，经含孟教授独特的辩论

施治理念方药育婴保未之心，数之学术见解，享誉全国的名老中医药专家承继

国粹忠诚事业业精于勤造福人民的倾力奉献，是一株闪烁着国粹之光某数人文情怀

促教兰展的杏林寿祀，孟教授勤求古训临证不倦和行合一善于创新博采众长

谨守病机精况辨治用药无藐择鼓四应有口皆碑，孟教授治学带教为人真如若

兰·书艺多人之国学素音 大医精诚 之风范新显同仁门庠受益颇深。

儿童健康关系着千家万户 幸福安宁若 干国家典旺与民族未来。特借华国同心共

筑中国梦 中华民族码後典盛世 孟教授借十医才俊强辒门庠拳秒授桃李满州

颂吾翔成宗韵专科福教慈戽理应颂揭值闷土撰·僚于此 始必抹笔瑶

此为序。

乙未年素月於京诫

济南市中医医院原院长党委书记 济南市
中医管理局原局長现济南护理职业学院
院长中医硕士生导师 马共江教握

主　编　孙　娟
副主编　宋春霞　张慧敏
编　委　(以姓氏笔画为序)
　　　　王　艳　卢秀艳　任　雪　闫瑢琦
　　　　孙　娟　杨晓蕾　吴继芳　宋春霞
　　　　张敏青　张慧敏　郑三霞　赵延春
　　　　崔文成　葛　慧

目　录

第一章　成才之路

孟宪兰,主任医师,教授。第三批全国老中医药专家学术经验继承指导老师,全国名老中医药专家传承工作室项目专家。河南原阳人,1970年毕业于河南中医学院医疗系。在校期间,得到时任河南中医学院附属医院院长李振华(现为"全国十名行医五十年中医大师"之一)的教诲和指导,打下了坚实的中医理论基础。熟读《内经》《难经》《金匮》《伤寒》等经典著作及其他医家著述,最崇尚的中医学家是张仲景、孙思邈、钱乙及近代儿科名医董廷瑶。

1970 年 7 月大学毕业分配到河南省原阳县医院工作,在基层工作 7 年多,为全科中医大夫,内、外、妇、儿皆看,有幸临诊了大量急症、重症患者。白天看病,晚上学习,进一步用书本知识指导临床,曾救治过众多重症患者,迈出了行医路上坚实的第一步。

1978 年 2 月调入济南市中医医院儿科,1979 年 5 月至 1980 年 10 月在济南市儿童医院进修 1 年,掌握了西医儿科常见病及急重症处理规范,为以后的儿科临床疾病诊断及急重症处理打下了坚实基础。1984 年 10 月参加"中医经典著作学习班"研修经典著作 1 年,使经典著作理论水平进一步提高。由于"文革"期间"春风不度玉门关",直到 1987 年 10 月才晋升为主治医师,之后亲自创办了儿科病房;1993 年 4 月晋升为副主任中医师;1998 年 11 月晋升为主任中医师。1993 年至 2004 年任济南市中医医院儿科副主任,主持儿科工作期间又相继开设了儿科门诊输液室,壮大了儿科队伍，拓展了儿科业务，为发展市中医儿科事业做出了贡献。科室 1998 年被卫生局评为济南市"科教兴医集体"及"巾帼建功立业集体"荣誉称号。2002 年 11 月遴选为全国第三批老中医药专家学术经验继承指导老师，继承人孙娟、边宁，2005 年完成带教，现在孙娟已成长为主任中医师、全国优秀中医临床人才。

1976 年、1988 年、1994 年、1996 年被评为先进工作者，2000 年至 2007 年为医院带教先进个人。2006 年荣获"济南市名老中医"称号，2010 年 3 月纪念"三八"国际劳动妇女节 100 周年之际被济南市卫生局评选为卫生系统百名杰出人物之一，荣获济南市"医界女杰"称号。2007 年退休后，接受医院返聘，一直坚持临床工作，2012 年 9 月成为全国名老中医药专家传承工作室建设项目专家，进行工作室成员的带教工作。

孟老长期从事中医儿科专业，积累了大量行之有效的经验，在小儿肺炎、咳嗽、哮喘、厌食、心肌炎、抽动症等疾病的诊治方面具有独到的理论认识和治疗体会，临床疗效显著。对患者充满爱心，深得各界赞誉，慕名就诊者众多，在职时每月门诊量近千人次，退休后半天门诊量也达到 30～40 人次。

孟老勤求古训，博采众长，勇于创新，提出许多新观点、新认识、新理论，形成了独具特色的学术思想，已在《中医杂志》等期刊发表"小儿肺炎三期九法论治""宣肺饮的临床与实验研究""夏枯草治疗小儿百日咳""小儿肺炎临床各期论治""小儿厌食辨治心得"等论文 20 多篇。

针对小儿肺炎，孟老创新性地提出"三期九法论治小儿肺炎"，认为不管什么病因引起的，其炎症期都存在肺闭痰阻血瘀的病机，提出"宣泻并用，清化同施"，通过一宣一泻来调节肺泡的开合功能，以消除肺部啰音，显示了清肺化痰与消炎的内在联系。主持山东省卫生厅 1996 年医药科技发展及"九五"医药科技攻关项目"宣肺饮的临床与实验研究"并通过专家鉴定，达到国内领先水平，1998 年获山东省卫生科技进步二等奖，

2000年获济南市科技进步三等奖。据此开发研制的"宣肺合剂"作为院内制剂应用于临床,肺炎治愈率97%,受到患儿及家长们的广泛好评,创造了良好的社会效益。

治疗小儿咳嗽,主张辨病与辨证相结合,凡是咳嗽一定要找到病灶所在,然后再辨证、立法、处方、用药,有的放矢。治疗小儿哮喘注重缓解期,用"补肺健脾化痰法"从本根治,历代文献指出"此为宿疾,不可除也",但孟老用此法治愈哮喘无数。

治疗小儿抽动症,把发作时多变、频繁的抽动症状归类于肝胆,再根据临床不同的表现分为肝胆郁热型、胆虚痰阻型、阴虚肝旺型,相应用平肝清热、温胆化痰、滋阴平肝法进行治疗,使枢机调达、肝平风熄,抽动自止,临床观察疗效颇佳。曾用温胆汤化裁治疗一例多家医院久治未效的癫痫患儿收效,至今未再发作。

治疗儿科疾病时注重顾护脾胃,重视升降枢机。治疗小儿厌食症,提出"分型论治与时俱进"的论点,自拟"清胃健脾汤",临证用之,效如桴鼓,同时着重指出胃阴虚、脾阴虚证治有别。

孟老注重养生保健,遵内经之旨,"法于阴阳,和于术数,食饮有节,起居有常",年近七旬,仍精神矍铄,爱好广泛,如书法、绘画、作诗、填词、健身舞、交谊舞、太极拳、太极剑等,还刊发科普文章50余篇宣传中医之卓效。

孟老医术精湛,医德高尚,信奉"博极医源,精勤不倦;安神定志,无欲无求,先发大慈恻隐之心,誓愿普救含灵之苦",对中医执着追求,身体力行,言传身教,常谓"有志才有学,有学才有所专攻,有所专攻才有识,有识才有成",始终鼓舞和激励着学术继承人和后学们在中医儿科之路上不断进步。

孟老这种对事业孜孜不倦的追求精神是永远激励后人学习的精神财富。她的临床治疗经验应该得到传承和发扬!

第二章　治学经验

第一节　治学先学做人，做人当具三气

孔子思想的基本逻辑就是先学做人再做学问，他说："弟子入则孝，出则悌，谨而信，泛爱众而亲仁，行有余力，则以学文。"意思就是在家守孝道，出门待友如兄弟，谨慎守信，泛爱众人，亲近仁者，做到这些如果还有精力的话再做学问。学问是广义的，不仅限于学习书本知识，还包括文学、数学、科学、艺术等，因人而异。治学应进德在前，修业在后。否则，学问再多也没用。

前不久看到梁启超1922年在北大的一次讲话也是这么说的，他觉得做好人是目的，做学问是手段。本意就是能力不足，我们可以培养，如果道德缺失即没学会做人，则是无药可救的。

做人当具三气。何谓三气？

一曰才气。学能力贯古今，识可博通中外。神采飞扬间，字字珠玑，铿锵入耳；谈笑风生时，挥洒自如，举座皆惊。

二曰和气。为人如春风拂面，处世若皓月当空。我之忧愁，无非过眼云烟，挥之即去；他人烦恼，不过昨日风雨，来去匆匆。

三曰正气。日月朗照于空，天地沛然于胸。魑魅魍魉，可横行于道，不可左右于心；妖魔鬼怪，能惑乱一时，岂会猖狂一世？昂然而立，邪者望

而生畏；阔步而前，恶者能奈我何？

孟老四10余年业医经验，教育弟子懂得"为学之道，贵在勤奋；苦学奠基，持之以恒；戒骄戒躁，术博术深；锲而不舍，终能有成"的道理。孟老一生治学，勤奋刻苦，四十年如一日，从未间断。除攻读《内经》《难经》《伤寒论》等经典书籍外，还旁猎历代名家著作，如金元四大医家的著述。尤其尊崇叶天士，研读其《温热论》《临证指南医案》，体会到叶天士的学术特点是"论理渊深，经验丰富，不囿古学，勇于创新，不拘一格，独树医帜"。

"医乃仁术"，孔子主张"仁者爱人"，要求"泛爱众而亲仁"（《论语·学而》）。孟子提出"亲亲而仁民，仁民而爱物"。宋代儒者张载在《西铭》提出："民吾同胞，物吾与也。"提示人民都是我们的同胞，万物都是我们的同类，要泛爱众人和一切物类。李时珍《本草纲目》云："医之为道，若子用之以卫生，而推之以济世，故称仁术。"卫生，意思就是护卫生灵。尊重生命、心怀仁爱是一名医者必须具备的品格。

尊重生命表现为人命至重、有贵千金的人文价值观。《论语·乡党》曰："厩焚。子退朝，曰：'伤人乎？'不问马。"马厩失火，孔子退朝赶回来问"可有人受伤？"却不问马的死伤情况。以人为本、尊重生命是医德最重要的思想基础和最突出的人文特征。《黄帝内经》指出："天覆地载，万物备悉，莫贵于人。"张景岳《类经图翼·自序》曰："医之为道，性命判于呼吸，祸福决自指端，诚不可猜摸尝试，以误生灵。"在这里，大家都反复强调作为医生一定要对生命高度尊重和倍加珍惜，须知人命关天且责任重大，决不可草率从事和等闲视之。

人是万物之灵，人的生命尤显尊贵，而"医乃生死所托，责任匪轻，至重唯人命，最难却是医"，只有懂得珍惜生命的医生，才会体验到自己身上的责任。

《物理论·论医》指出："夫医者，非仁爱之士，不可托也。"《医门法律》亦指出:"医,仁术也。仁人君子必笃于情,笃于情,则视人犹己,问其所苦,自无不到之处。""医乃仁术"应该作为医生思想道德规范。唐孙思邈《千金要方·大医精诚》中曰:"见彼烦恼,若己有之。"要求医者对患者的痛苦应感同身受。在中医学的发展历程中,儒家的思想哺育了中医学。

孟老时时教导弟子要先学做人,再学治学,于治病救人之中体会做人之道,践行君子之道,推己及人,普济天下。

第二节　学以致用,指导临床

庄子曰:"巧者劳而智者忧,无能者无所求,饱食而遨游,泛若不系之舟,虚而遨游者也。"孟老常教导我们,作为一名儿科医师,要成为巧者、智者。巧者,就是要多看病人看好病人;智者,就是要多忧患病人,心系病人,不能只作愚者而无所追求。想成为巧者、智者就要有坚实的理论基础,就要经常不断地学习。虽然大学里都通读经典,但临床以后,你会发现应该有目的地去学,并熟背指导临床的一些经典条文。如孟老每当看到过节后儿童生病的增多,就会给我们讲"阳气者,烦劳则张"(《素问·生气通天论》),小儿阳盛体质,过节拼命玩、出大汗、起居无常,使阳气鸱张亢盛,消耗阴液,阳气受伤,则受邪为病;考试期间,儿童压力增大,情志、劳力等因素过于强烈而持久地作用于小儿,就会抵抗力下降发生疾病,即曰"起病生于过用"(《素问·经脉别论》)。所以,《内经》中的阴阳五行、五运六气、脏腑经络辨证、病因病机治法等学说对临床有纲领性的指导意义。

儿科大夫还要熟读《小儿药证直诀》。宋代儿科名医钱乙在这部著作中对小儿的生理病理特点阐述比较详细,指出小儿病自有特点,与成人不同,治疗亦不一样,并指出面部望诊及五脏虚实辨证方药,特别是五脏病的症状表现。如一见"哭叫、目直、呵欠、顿闷、项急"就是肝脏病,一见

"闷乱哽气、长出气、气短喘息"就是肺脏病。而且对每个脏的症状都有形象的描述,如肝热"手寻衣领及乱捻物,泻青圆主之。壮热饮水,喘闷,泻白散主之",心实"心气实则气上下行涩,合卧则气不得通,故喜仰卧,则气得上下通也。泻心汤主之"。这些对目前的临证和指导用药都有意义。

儿科大夫必须熟读温病学著作,如《温热论》《温病条辨》《温热经纬》等。因小儿时病多、热病多,一些传染病和四时感冒基本都遵循卫气营血传变规律。所以叶天士的名言"在卫汗之可也,到气才可清气,入营犹可透热转气……入血就恐耗血动血,直须凉血散血"始终是儿科应遵守的治疗原则和大法。吴鞠通所言"治上焦如羽(非轻不举),治中焦如衡(非平不安),治下焦如权(非重不沉)"也明确指出温热病上、中、下三焦的治疗大法。熟记这些经文,临证就能辨清病在卫、在气、在营、在血,在上焦、中焦或下焦,就能很明确用什么方、遣什么药。

综上所述,学经典要学以致用,"读经典、做临床"是名医成长的必经途径。孟老送给我们的治学体会是:明于辨证习《伤寒》,根深基牢学《内经》,疑难杂病读《金匮》,儿科尤须通温病,用药精当《中药学》,组方合理《方剂》明。

第三章 学术思想

第一节 小儿肺炎的三期九法论治

小儿肺炎属于祖国医学"肺炎喘嗽"范畴,亦属风温病范畴。孟老对本病的诊治有独到见解,一般按炎症期、排痰期、恢复期"三期"进行辨证论治,经常运用九种治疗法则,并认为炎症期有"肺闭—痰阻—血瘀"的病理变化,擅用麻杏石甘汤加减,临证多有效验。

一、三期论治

孟老根据长期临床观察,总结肺炎的病势发展规律,分炎症期、排痰期、恢复期三期进行辨证论治。

（一）炎症期

肺炎的典型表现为炎症期,这是正邪交争最为剧烈的时期,也是决定病势变化的关键期,肺气郁闭是炎症期的主要病机。孟老认为其病理为风、痰、热闭肺,肺失宣肃,肺津不布,聚而生痰,痰阻气道,盈脉不运而致血瘀。只要炎症存在,就存在肺闭、痰阻、血瘀的病理机制。治疗原则应泻肺清热、化痰平喘、活血化瘀。拟方麻杏石甘汤加虎杖、炒地龙、桃仁、鱼腥草、葶苈子、桑白皮、川贝、金银花,其中麻杏石甘汤宣肺平喘,川贝、地龙解痉平喘止咳,桃仁、虎杖活血化瘀祛痰,葶苈子、鱼腥草、桑白皮泻肺热化痰,金银花清热解毒。

（二）排痰期

炎症期后为排痰期。小儿肺炎虽属风温病范畴，易传变而变生他病，但只要治疗得当，炎症期很快即进入排痰期。一般不再发热，以咳嗽痰多为主要症状，肺部听诊由原来的小水泡音变为大、中水泡音或痰鸣音。此期治疗以排痰为重点。

外邪入里化热，热邪炽盛，灼津炼液成痰，痰热交结，治以清热涤痰，开肺平喘，可用麻杏石甘汤合苏葶丸加浙贝、瓜蒌加减。浙贝长于清热化痰、降泻肺气；瓜蒌甘寒而润，善清肺热而化热痰，二者相合以增强清热化痰之用。若见患儿气急喘促，鼻翼煽动，声高息涌，听诊以双肺底中、小水泡音为主，此期可用麻杏石甘汤加苏子、葶苈子加减。此时可用炙麻黄，取其宣肺平喘作用。苏子偏于降气平喘，适用于痰壅气逆，咳嗽气喘；葶苈子辛苦性寒，偏于泻肺利水，二者相合以泻肺涤痰、清热止喘。若见患儿体质肥胖，素体痰湿，以咳嗽痰多色白为主，听诊以痰鸣音为主，可用麻杏石甘汤合二陈汤加减。二陈汤为"痰饮之通剂"，半夏、橘红、茯苓、甘草共奏燥湿化痰，理气和中之功。

（三）恢复期

肺炎后期多为恢复期。小儿为纯阳之体，阳常有余，阴常不足，加之肺炎多属温热病，日久伤阴、耗气，所以肺炎恢复期以肺阴虚者多见，治以滋阴清热敛肺为主。如余热未清，见时有低热、干咳、痰量少或无痰、口干、口渴欲饮、舌红少苔，可用沙参麦冬汤合泻白散加川贝、枇杷叶、百合、紫菀、百部加减。其中枇杷叶性寒能清，具有清降肺气之功；炙百部甘润苦降，功专润肺止咳，二者相合以清余热、止咳嗽；紫菀质润不燥，长于润肺下气，开肺郁，化痰浊而止咳；百合润肺止咳。

二、临床用药九法

小儿肺炎一般按上述三期进行治疗，但由于小儿体质各异，感受病邪有风寒、风热、毒热之差别，临床症状有轻、重、危不同，所以临床治疗要根据每个患儿的具体情况而采用不同治法,这是中医个性化治疗特色的体现。

(一)辛温开闭法

适用于风寒闭肺证。症见:气急呛咳、发热无汗、口不渴、痰白而稀、恶寒体痛、舌质淡红、苔薄白、脉浮紧。听诊双肺可闻及中、小水泡音或仅呼吸音粗。常见于风寒所致早期肺炎。治以辛温开闭。方用三拗汤加味:麻黄、杏仁、紫苏梗、桔梗、前胡、射干、陈皮、桑叶、瓜蒌、芦根、甘草。

(二)宣肺豁痰平喘法

适用于痰热闭肺证。症见:壮热、烦躁、咳嗽喘鸣、呼吸困难、气急鼻煽、舌质红、苔黄腻或苔黄厚等。双肺听诊可闻及喘鸣音、湿啰音满布。治当宣肺豁痰平喘。方用麻杏石甘汤合三子养亲汤加味:麻黄、杏仁、生石膏、葶苈子、紫苏子、桑白皮、黄芩、金银花、虎杖、鱼腥草、川贝母、炒地龙、炒莱菔子、桃仁、大黄、鲜竹沥。

(三)清营解毒法

适用于热毒袭肺引起的重症肺炎。非时之气,火热之邪,由口鼻而入,首先犯肺,可逆传心包,或引动肝风。如金黄色葡萄球菌肺炎、麻疹合并肺炎等重症肺炎,或合并中毒性脑病,或合并败血症而出现一派营血症状:持续高热、昏迷、抽风、痰鸣喘憋、腹胀、舌质绛红、舌苔黄干或无苔、口干唇燥。治当清营凉血解毒并用,使热毒祛而肺不受其袭。方用清营汤加味:生地黄、牡丹皮、羚羊角粉、黄连、栀子、金银花、连翘、杏仁、桃仁、川贝母、麦冬、淡竹叶。

(四)扶正祛邪法

适用于体质虚弱的肺炎患者,由于正虚邪恋而使肺炎迁延日久不愈,反复咳嗽、不规则发热或低热,听诊湿啰音局限在双肺底或双肺散在小水泡音。治当扶正祛邪。自拟方:沙参、麦冬、五味子、炙麻黄、杏仁、前胡、白前、川贝母、冬瓜仁、桃仁、生薏苡仁、炙百部、甘草。

（五）养心理肺法

适用于先天性心脏病合并肺炎或肺炎合并心衰的患者。症见：久咳不愈、活动即喘、面白怕冷、出虚汗、舌质淡、苔薄白。双肺听诊散在小水泡音。治当补气养心，理肺止咳，养心以扶正，理肺以祛邪。自拟方：西洋参、茯苓、炒白术、黄芪、炙甘草、桑白皮、炙百部、紫菀、枇杷叶、冬瓜仁、川贝母、桃仁。

（六）养血清肺法

适用于贫血患儿合并肺炎。症见：久咳不愈、反复低热、面色㿠白、纳差、肢懒、舌质淡、苔白。双肺听诊小水泡音散在或密集局限于肺底部。治以补血扶正兼以祛邪。当归补血汤加味：黄芪、当归、白芍、阿胶、桑白皮、地骨皮、杏仁、川贝母、冬瓜仁、桃仁、枇杷叶、紫菀。

（七）养阴润肺法

适用于阴虚肺燥证。症见：久咳不愈、干咳无力、低热盗汗、口干不欲饮，听诊肺部啰音常局限一处。治当养阴润肺。沙参麦冬汤加味：沙参、麦冬、五味子、白扁豆、桑白皮、川贝母、百合、枇杷叶、桃仁、杏仁、甘草。

（八）健脾理肺法

适用于素体脾虚患肺炎后迁延难愈者。症见：久咳、痰多难咯、纳呆消瘦、大便稀溏、腹胀、面黄、精神欠佳、方颅发稀、鸡胸或贺氏沟、串珠肋明显。双肺听诊有散在小水泡音或局限于肺底及双腋下部位。治当健脾理肺，健脾以扶正气，去生痰之源，理肺以祛邪气，炎症方能消除。参苓白术散加味：党参、炒白术、茯苓、山药、紫菀、百部、白前、橘红、冬瓜仁、生薏苡仁、杏仁、川贝母、桃仁、甘草。

（九）泻腑导痰法

适用于痰热闭肺型及其他重型肺炎，热势渐退，但仍痰声辘辘，痰黄稠难以咳出，伴有纳差腹胀，大便不通，舌质红，苔黄厚，双肺听诊痰鸣音满布。治当泻肺导痰，通过泻大肠而导痰外出。小承气汤加味：大黄、枳实、厚朴、紫苏子、葶苈子、炒莱菔子、桑白皮、黄芩、杏仁、前胡、瓜蒌、鲜竹沥。

第二节　宣泻并用清化同施治疗小儿肺炎

在"三期九法治疗小儿肺炎"的基础上,孟老针对肺炎炎症期最多见的风热闭肺、痰热闭肺证型,提出了"宣泻并用,清化同施"治疗小儿肺炎的方法,有力地指导着临床实践,分析如下。

一、病机与病理

（一）病理机制为肺闭,炎症期为主

小儿肺炎的病变主要在肺。肺为娇脏,性喜清肃,外合皮毛,开窍于鼻。小儿肺常不足,外邪侵袭,由口鼻或皮毛而入,首先犯肺,肺脏受邪,肺气失于宣发肃降。肺络不通,肺气受阻,其向上的升宣、向下的通降及向外周的布散功能失常,由此清气不能上升,浊气不能下降,肺气闭塞,而出现发热、咳嗽、胸闷、气喘、鼻塞等症。所以,肺炎的炎症期以肺气闭郁为主要病机。

（二）病理产物为痰阻,痰热者为多

肺气闭阻,水道通调失职,水液输化无权,留于肺络,聚而为痰,易形成痰阻,此时往往不分寒热;小儿为纯阳之体,感邪易于热化,肺热炎炎,肺津因之蒸灼凝聚,形成痰热,痰热作为病理产物,阻于气道,影响气机,故见喘促、痰鸣等症。临床中最常见风热闭肺、痰热闭肺两型。孟老认为,以上二者互相影响,肺闭加重痰阻,痰阻加重肺闭,热者为多,故而采用"宣泻并用,清化同施"之法。

二、治法及用药

（一）宣泻并用

"闭者痹也。"肺闭不通,则用宣肺开闭、宣通肺气的方法,孟老常用麻黄、杏仁、桔梗、紫菀等药。麻黄,辛苦温,归肺、膀胱经,具有宣肺气、开腠理、平喘之功,主治发热恶寒无汗、头痛鼻塞、咳嗽气喘等症。《本草正义》载:"麻黄轻清上浮,专疏肺郁,宣泄气机,实为治感第一要药,虽曰解表,实为开肺,虽曰散寒,实为泄邪,风寒固得之而外散,即温热亦无不赖之以宣通。"故麻黄能开宣肺闭,宣通泻邪,为老师常用的宣肺要药。现代药理研究证明:其所含的麻黄碱对支气管平滑肌有解痉作用。桔梗苦辛平,归肺经。辛散苦泄,开宣肺气,化痰排脓,利胸膈咽喉。《重庆唐随笔》载:"桔梗,开肺气之结,宣心气之郁,上焦药也。"说明其有宣肺之功。杏仁,苦温,归肺、大肠经。功效祛痰止咳、平喘润肠,擅治外感咳嗽、喘满、喉痹、肠燥便秘。《本草经疏》曰:"……麻黄、杏仁并用,盖麻黄主开散,其力悉在毛窍,非借杏仁伸其血络中气……"《本草求真》:"杏仁,既有发散风寒之能,复有下气除喘之力,缘辛则散邪,苦则下气,润则通便,温则宣滞行痰……东垣论杏仁与紫菀,均属宣肺除郁开溺,而一主于肺经之血,一主于肺经之气……"故杏仁辛开苦降,宣肺散邪。以上皆为宣肺之法。

桑白皮,甘寒,入肺、脾经,具泻肺平喘、行水消肿之功,主治肺热喘咳、吐血、水肿、小便不利。《药品化义》载:"桑白皮,散热,主治喘满咳嗽,热痰唾血,皆由实邪郁遏,肺窍不得通畅,借此渗之散之,以利肺气,诸证自愈。故云泻肺之有余,非桑白皮不可……"葶苈子,辛苦寒,归肺、膀胱经,能下气行水,治肺壅喘急、痰饮咳嗽、水肿胀满。《本草经百种录》载:"葶苈滑润而香,专泻肺气,肺如水源,故能泻肺即能泻水。"故葶苈子能泻肺平喘。以上皆为泻肺之法。

孟老认为,通过宣肺、泻肺药物的配合,通过一宣一泻来恢复肺泡的开合功能,从而提高肺泡的张力。细思之,实为恢复肺主宣发和肃降的生理功能。

(二)清化同施

痰热阻肺,则用清泻肺内蕴热、清化痰热之法。孟老常用生石膏、黄芩、芦根、金银花、鱼腥草等清泻肺热、清热解毒;瓜蒌、浙贝、地龙等清热化痰平喘。其中石膏,辛甘大寒,归肺、胃经。具有解肌清热、除烦止渴之功。主治热病壮热不退,口渴咽干,肺热喘急,胃火头痛、牙痛等。《本草经疏》载:"石膏,辛能解肌,甘能缓热,大寒而兼辛甘,则能除大热……"《别录》载:"除时气头痛身热、三焦大热、皮肤热……解肌发汗,止渴,消烦逆,暴气喘息,烦热。"东垣用以"除胃热肺热,散阳邪……"可见本品有较强的清热泻火作用,尤其是清泻肺热。黄芩,苦寒,归肺、胃、大肠、胆经,泻实火,除湿热。《别录》曰:"疗痰热,胃中热。"《本草纲目》:"治风热、湿热、头痛、火咳肺痿……""……得柴胡退寒热,得桑白皮泻肺火……"本品能清气分实热,并有退热功能,长于清肺热。现代药理研究证实:黄芩能抑制过敏介质的释放,松弛平滑肌,有抗炎、抗变态反应作用;对葡萄双球菌、肺炎球菌、链球菌、绿脓杆菌等均有抑制作用。芦根,甘寒,能清泻肺热、润燥缓咳,用于肺热咳嗽、痰稠及外感风热咳嗽。金银花,甘寒,归肺、胃、大肠经,能清热解毒,且有轻宣疏散之效。鱼腥草,辛微寒,归肺经,清热解毒、排脓消痈、清肺经热邪。近来用治肺炎,急、慢性气管炎,肠炎及尿路感染,均有较好疗效。《本草经疏》载:"治痰热壅肺,发为肺痈吐脓血之要药。"瓜蒌,甘苦寒,能润肺、化痰、散结、滑肠,治痰热咳嗽、胸痹、肺痿咯血、便秘等。《本草衍义补遗》:"瓜蒌实,《本草》言治胸痹,以味甘性润,甘能补肺,润能降气。胸有痰者,以肺受火逼,失降下之令,今得甘缓润下之助,则痰自降,其为治嗽之要药也。"现代药理研究:金银花、鱼腥草、瓜蒌有抗菌、抗病毒作用。地龙,咸寒,清热熄风、平喘,用于痰鸣喘息。本品能扩张支气管而有良好的平喘作用。孟老认为,以上药物配合,通过清泻肺热,化痰平喘,清化同施,使痰量逐渐减少,肺部啰音逐渐消失,显示了清肺化痰与消炎的内在联系。

孟老治疗小儿肺炎,注重宣泻并用,以调节肺泡自身的开合功能;清化同施,通过清热化痰来消除肺部啰音。强调调节肺脏本身的功能,顺应肺脏宣发肃降的生理特点。通过宣泻并用、清化同施,使郁闭者宣通,气逆者下行,痰热得以清化,气机得以通调,呼吸得以顺畅而咳喘平复,治疗小儿肺炎,效果卓著。

第三节 辨病结合辨证论治小儿咳嗽

咳嗽是小儿肺系疾患中最常见的一种病症,好发于冬春两季,多因感受外邪或脏腑功能失调,影响肺脏的肃降功能,肺气上逆而成。教科书中常将小儿咳嗽分为外感咳嗽和内伤咳嗽两大类,外感咳嗽又分为风寒袭肺、风热犯肺,内伤咳嗽分为痰热壅肺、痰湿壅肺、肺气亏虚、肺阴亏虚。然从临床实际来看,外感内伤的分类不能很好地表达小儿咳嗽病症的临床变化规律,单纯辨证准确,许多时候不能达到理想的治疗效果,所以有必要把辨病和辨证结合起来。

《素问·咳论》曰:"五脏六腑皆令人咳,非独肺也。"认为五脏六腑的疾病都可影响肺而引起咳嗽,肺咳亦可影响五脏六腑而出现不同的兼症表现,论及了五脏六腑咳,如肺咳、肝咳、脾咳、心咳、肾咳、胃咳、胆咳、大肠咳、小肠咳、三焦咳等,这就对咳嗽进行了辨病的积极尝试,直到今天仍有重要的临床指导意义。以后论咳,历代虽有发展,总以辨证为主,辨病处于从属地位。孟老对如何辨病进行了数年的思考,按照中医学理论探究脏腑经络气血津液和咳嗽的关系,曾试图以肺系的浅深层次作为辨病的依据,肺系包括肺卫、肺经、肺脏,进行尝试后仍觉不妥。再三思索,结合临床,现代医学知识何不拿来用之? 由此而思路豁然开朗。一则以中医辨证论治为纲,辨风寒、风热、燥热、暑热、痰热、痰湿、肺气虚、肺阴虚等,一则以西医辨病为目,分为上呼吸道感染引起的咳嗽和下呼吸道感染引起的咳嗽。其中上呼吸道感染咳嗽又根据部位不同分为咽炎咳嗽、喉炎咳嗽、扁桃体炎咳嗽、鼻炎咳嗽等,因鼻、咽、喉、扁桃体位近而相通,以上咳嗽常相兼而致病,如鼻咽炎咳嗽、咽喉炎咳嗽等;下呼吸道感染咳嗽又包括气管炎咳嗽、支气管炎咳嗽、肺炎咳嗽等。如此孟老汇通中西,临床诊治以咳嗽为主症的患儿,常先定病位而后辨证施治,遂创立咳嗽的辨病辨证论治法则。此法删繁就简,条分缕析,临证用之,每获良效。举例如下。

一、上呼吸道感染咳嗽

(一)咽炎咳嗽

主要特点为清嗓样咳嗽,晨起及夜间重,自觉咽痒或咽部不适,如有黏痰附着咽壁。查体见咽充血,咽后壁淋巴滤泡增生,肺部听诊无异常。本病初起多兼见鼻塞、流涕、喷嚏、发热等表证。证属风寒者用金沸草散;属风热者用桑菊饮,同时宜酌加疏风利咽之品,如牛蒡子、射干。病久者全无表象,阴虚燥咳可选用玄麦甘桔汤或麦门冬汤,并重用润燥利咽药如玄参、青果、麦冬、山豆根;肺虚久咳方选人参五味子汤。

(二)喉炎咳嗽

主要特点为阵发性犬吠样咳嗽、声嘶、喉鸣、呼吸困难、夜间咳重。查体见咽部充血。本病属中医喉风范畴,多是由风热病邪侵袭所致,邪热痹阻于喉,肺气不利故致咳嗽。急性期治以疏风清热、宣肺利喉,以麻杏石甘汤合银翘散加减,药用麻黄、杏仁、生石膏、金银花、连翘、板蓝根、玄参、射干、桔梗、牛蒡子、蝉蜕等。患儿一旦患此类咳嗽,极易反复,一俟外邪侵袭,可再次罹患。孟老治疗慢性喉炎,注重养阴清肺,方选养阴清肺汤,药用生地黄、玄参、麦冬、牡丹皮、赤芍、桔梗、薄荷、甘草、浙贝、诃子等。

(三)鼻炎咳嗽

主要特点为鼻塞,睡眠时咳轻、睡起即咳或咳出如鼻涕样黏痰,此多为鼻涕倒流所致。此时单用化痰止咳药难以取效,必须在辨证基础上加用苍耳子、辛夷、薄荷、白芷等。长期鼻炎致咳,需加鹅不食草、葛根、仙灵脾等。

因鼻、咽、喉位近而相通,以上三种咳嗽常相兼而致病,如喉炎多兼咽炎,鼻窍不通亦致咽喉不利,临床处方用药宜灵活化裁。

二、下呼吸道感染咳嗽

(一)支气管炎咳嗽

初为干咳,渐渐有痰,或有发热、气促、呕吐等症,肺部听诊可有干啰音或散在湿啰音,X 线检查示:肺纹理增粗,肺门阴影加深。在确诊以后,根据症状舌脉辨证,临床常分以下六型。

1. 风热咳嗽 此型最为多见(因小儿阳常有余,寒邪袭人易于化热,故风寒型少见)。症见:咳嗽痰多黏稠、有痰难咳、流涕、发热、头痛、口渴、咽痛。此时宜疏风清热、宣肺止咳,方选麻杏石甘汤合桑菊饮。桑菊饮为辛凉轻剂,一旦外邪进入支气管,很难取效,单用桑菊饮极易贻误病情,而麻杏石甘汤为辛凉重剂,药力可直入肺经,功专力宏,临证效佳,此乃孟老多年临床经验。药用麻杏石甘汤加桑叶、菊花、金银花、连翘、浙贝、桔梗、芦根等。

2. 肺热咳嗽 由风热咳嗽转化而来,病程多在 3 天以上,症见咳嗽、痰量不很多、痰色黄,或见腮红而无流涕等表证。治宜清泻肺热,以《医宗金鉴》加味泻白散变通,药用桑白皮、地骨皮、桔梗、甘草、芦根、枇杷叶、浙贝、黄芩、知母、杏仁等。

3. 痰热咳嗽 症见咳嗽痰多而黄、黏稠难咳,或有发热、烦躁、便干,舌质红,苔黄厚或腻,脉滑数。治宜清肺化痰止咳,宜用麻杏石甘汤加葶苈子、炒苏子、黄芩、鱼腥草、桑白皮、瓜蒌等药。

4. 痰湿咳嗽 多见于素体脾虚、虚胖型小儿。症见咳嗽痰壅、喉中痰鸣,听诊多数可闻及痰鸣音,舌质红苔白腻,脉滑。治宜健脾燥湿化痰,以千金苇茎汤合二陈汤加减,药用芦根、桃仁、生薏苡仁、冬瓜仁、陈皮、半夏、茯苓、鱼腥草等。

5. 阴虚燥咳 病久干咳痰少、五心烦热、舌红少苔乏津、脉细数。治宜养阴润燥止咳,用沙参麦冬汤加减,药用沙参、麦冬、百合、玉竹、桑叶、杏仁、川贝、栀子、连翘、甘草等。

6.肺虚久咳　病久咳声无力、面无光泽、纳差、舌质淡、脉细无力。治宜健脾益肺、培土生金,方用六君子汤加沙参、川贝、枇杷叶。

（二）肺炎咳嗽

孟老有详细论述,参见第三章第一节"小儿肺炎的三期九法论治"。

三、过敏性咳嗽

此乃小儿支气管哮喘的一种特殊类型,往往表现为咳嗽反复发作1个月以上,以夜间或晨起为重,干咳少痰,常被误诊为"上呼吸道感染"或"支气管炎",经常规治疗后症状却迁延不愈。孟老认为过敏性咳嗽,肺泡处在只张不合的病理状态,且伴有平滑肌痉挛。治以宣泻并用,解痉止咳,方用麻杏石甘汤加桑白皮、地龙、僵蚕、胆南星等药。

第四节　小儿哮喘重在缓解期调理

孟老常说:"根治哮喘反复发作,缓解期治疗是关键,宜补肺健脾化痰从本论治。"其理论依据分析如下。

哮喘缓解期,哮喘已平,痰阻气机的病理已除或渐除,邪实已衰,正虚显现,其正虚主要涉及肺脾肾三脏。小儿肺脏娇嫩,脾常不足,肾常虚。人体水液的正常代谢为肺脾肾三脏所司,若三脏功能失调,则水液代谢失调,痰浊内生,成为哮喘的宿根。所以哮喘的缓解期治疗医家多从肺脾肾着手,以消除伏痰宿根。老师何以独重肺脾二脏?

哮喘为肺之本病。《素问·标本病传论》曰:"肺病喘咳。"其后历代医家力主哮喘发作期多由邪气乘肺、肺气上逆所致,缓解期则以肺气虚损为突出矛盾。如缓解期患儿多有自汗盗汗、面色㿠白、气短懒言、口燥咽干、手足心热等肺气虚或肺阴虚的症状,肺主气,司呼吸,肺虚则卫表不固,自汗盗汗易为外邪所侵,故宜补肺固卫、益气养阴从本治疗。

脾居中焦,为肺金之母,后天之本,气血生化之源。小儿脾常不足,哮喘日久,肺病及脾,脾虚更甚,气不化津,则痰浊更易滋生而成宿根。《症因脉治》曰:"痰饮喘逆之因,饮水过多,脾虚不能四布。"叶天士《内科摘要》强调哮喘"久发中虚,必补中气"。所以,脾虚是哮喘缓解期的重要发病机制。"脾旺则四季不受邪",可以有效地预防外感,且健脾亦有助于补肾。

肾为先天之本,内寓元阴元阳。哮喘多与先天禀赋有关,多始发于肾气未充之稚童,如《沈氏尊生书·幼科释谜·哮喘原由症治》认为"哮证大都感于幼时"。所以小儿哮喘的本脏在肾,先天禀赋不足,肾阳亏虚是伏痰产生、潜留体内而致哮喘呈慢性反复发作状态的根本原因。

孟老认为宜重点从肺脾论治,从脾而言,健脾以杜生痰之源,养后天以助先天,且运脾可调达气机使伏痰得化;从肺而言,补肺可御邪,防感即可防喘,肺的宣肃功能正常,可行华盖之职,宣降肺气以治痰。孟老所用调理方,不仅补肺健脾,又疏理肺脾气机,不敛不涩,药性灵动,有助于化痰。若长期大量应用补肾药物,特别是蛤蚧、紫河车等血肉有情之品,容易助火,反倒妨碍了肺脾功能的调理,且小儿生长发育迅速,肾气常随年龄增长渐充,多不需大补,至于确有肾气虚、肾阳虚者,当适当补肾,不必拘泥。孟老特别强调:补肺健脾化痰法,用药平和,有微微生火之义,合"少火生气"之经旨,可扶正固本,提高机体免疫力,减少发作次数,减轻发作程度,提高生活质量,远期疗效好。

第五节　治疗厌食分型论治与时俱进

小儿厌食症,古称"恶食"。究其原因,文献多责之于乳食壅滞、痰湿滋生、虫积伤脾、脾胃虚弱,而以消食、健脾、化痰、驱虫为常用治法。现代中医儿科学常将其分为脾运失健、脾胃气虚、胃阴不足三型,而采用运脾、养胃、健脾三法分别论治。孟老在分析传统理论并结合大量临床实践的基础上,总结厌食症临床有虚实之分,证型有五:一为食热积滞、胃络受阻;二为湿热蕴蒸、气机不利;三为中焦虚弱、胃不受纳;四为脾阴虚、运化无源;五为胃阴虚、升降无力。而近年来随着时代的发展,老师发现本病虚实夹杂者亦不在少数,遂与时俱进,确立胃热脾虚证型,采用清胃健脾汤治之,效果良好。

一、胃热脾虚证型的确立

小儿厌食多由于饮食不节、喂养不当所致,尤其是近几年随着人们生活水平的提高,为满足"小皇帝"们的口福,顿顿有肉、天天鱼虾者屡见不鲜,这样就会造成脾胃功能失调而致厌食。其病理机制是这些家长缺乏育婴保健知识,片面强调高营养,进食以高热量、高蛋白为主,积食化热,胃络受阻,故而饮食难进。同时小儿脾常不足,食欲不能自调,食物不知自制,一俟胃热积滞超出了脾脏本身的承受能力,脾气渐虚,运化乏力,脾胃不和而致较长时间的食欲不振。食积化热致胃热,脾运不及致脾虚,二者交互影响,就形成了胃热脾虚型厌食症。这种类型的厌食症不同于孟老的五种证型分类法,目前临床非常多见,且多见于城市儿童。运用清胃健脾法治疗预后多良好,一般都可治愈。

二、运用清胃健脾法的指征

运用清胃健脾法治疗小儿厌食症,应正确掌握其临床适应证。本法的适应证具有如下特点:①一般有过食肥甘厚味等高蛋白、高热量食物史,病程可长可短,1~6岁小儿多见;②胃热证表现为舌苔中部厚腻或黄厚,或有恶心、胃脘胀满、手足心热、口中酸腐等症状;③脾虚证表现为疲乏无力、面少光泽、大便时干时稀、舌质淡红、指纹淡滞。尤应指出的是小儿厌食辨证需要重点望舌质、舌苔及其部位变化。

三、清胃健脾汤及其加减运用

清胃健脾汤由忍冬藤、黄连、连翘、竹茹、白扁豆、茯苓、薏苡仁、神曲、鸡内金组成。其中忍冬藤为忍冬的茎叶,可去忍冬花轻宣疏解之效,入胃经而甘寒清热,《重庆堂随笔》记载该药可"清络中风火实热,解温疫秽恶浊邪",故用之清胃经胃络之邪热,为主药。黄连、连翘、竹茹助忍冬藤清解胃热,又可降逆止呕;茯苓、白扁豆、薏苡仁健脾利湿益胃,固护中州,以滋气血生化之源;鸡内金、神曲消肉面食积而和胃。全方共奏清胃健脾、和胃消食之效。用药方面,黄连用量要小,一般为 1~3 g,用其苦降和胃之效,防其败胃,忍冬藤 9~15 g,竹茹 3~6 g,连翘 6~9 g,茯苓、薏苡仁、白扁豆各 9~15 g,鸡内金 3~9 g,神曲 6~9 g。临证用时随胃热及脾虚偏重而增损用量,切实掌握"清不宜过,中病即止,补不宜盛,以免壅中"的原则。胃热重者酌加知母,腹胀者加陈皮、枳壳,任性哭闹者加蝉蜕、郁金。

第六节 脾胃阴虚有别论

脾胃为后天之本,气血生化之源。小儿为纯阳之体,生机旺盛,对水谷精微的需要更为迫切,因此脾胃的阴阳平衡更具有临床意义。脾与胃以膜相连,一脏一腑,一阴一阳。胃主受纳腐熟水谷,喜湿恶燥,以降为顺;脾主运化,输布精微,喜燥恶湿,以升为和。二者相辅相成,互相为用。但就脾胃本身而言,既各有其阴,也各有其阳。历代医家论脾阴者少,论胃阴者多,常以胃阴统脾阴。通过临床观察,孟老认为纯阳之体易患热病,且在病变过程中最易伤津耗液,脾胃阴虚最常见。但脾阴虚与胃阴虚虽存在着共性,即二者同属阴伤,可存在某些共同症状,但也各有其个性,二者在病因、病机、症状及治疗方面都存在着不同之处,应加以区别。

一、胃阴虚证治特点

小儿为纯阳之体,且肝常有余易患热病,火热之邪可急劫胃阴;或小儿饮食不节恣食辛辣炙烤食物,使胃中津液受灼。其病位较浅,病理变化过程较短。患儿常表现为不愿进食,口渴多饮,大便干结。年龄较大儿童可自述胃中不适,有嘈杂感。唇红口干,舌质红,苔少无津或舌光无苔,脉细数。治宜益胃生津,可选用养胃增液汤:沙参、玉竹、石斛、乌梅、白芍、山药、甘草。方中沙参、石斛、玉竹养胃生津;乌梅、白芍、甘草酸甘化阴;山药补脾益阴。本方清而不滋,补而不腻,共奏益胃生津之功。

二、脾阴虚证治特点

由于小儿脾常不足,运化力弱,且饮食不能自控自洁,容易出现喂养失调,或先天禀赋不足,长期患慢性疾病等可引起脾阴虚的证候。由于较长时间的脾胃失调,进食少,脾运化无力,精微物质不能正常输布至人体各部位,就会导致包括脾脏本身在内的阴液不足。《慎斋遗书》中说:"胃不得脾气之阴,则无运转而不能输布于五脏。"所以其病位较深,病变过程较长。患儿常表现为食少无味,形体消瘦,乏力肢懒,手足心热,面色无华,皮肤干燥不润泽,大便时干时稀,出汗多,口干不喜饮,舌质红嫩,苔少或花剥,脉细无力。治宜滋阴健脾,可选用沙参麦冬汤加减:沙参、麦冬、玉竹、白扁豆、山药、茯苓、太子参、大枣。此为《温病条辨》方,本为燥邪伤肺胃阴液而设。小儿脾阴虚既无表证且口渴不甚,并兼有脾气虚的表现,故去桑叶、天花粉,加茯苓、山药健脾;久病正虚加太子参,既补阳又补阴且不腻胃,共奏滋阴健脾扶正之功。

胃阴与脾阴为脾胃阳气的物质基础,胃阴指胃中特有的津液,为人体本阴。叶天士云:"阳明燥土,得阴自安。"胃阴充足,胃才能发挥其消化濡润食物的功能。如果胃阴被劫或受灼,胃消磨食物的功能就减弱而出现厌食。胃阴虚多为外邪引起,其病位较浅,病变过程亦短,症状比较明显易辨,治疗亦不困难。脾阴虚历代医家论述较少。孟老认为脾阴是脾脏运化功能的物质基础,是胃对食物经过腐熟、消磨以后转化生成的阴液。《素问·经脉别论》说:"饮入于胃,游溢精气,脾气散精,上归于肺……"说明了脾之阴液的化生过程,实际上泛指人体精血、津液、脂膏之类的物质。太阴脾土居阴位为里,其阴液的分布位置较胃阴为深。外邪不易直接伤及脾阴,往往与长期的慢性消耗过程并存,所以其病变过程亦长,且常会伴有不同程度的脾阳虚及全身性虚弱现象,舌质红嫩无苔或苔少花剥是重要的诊断依据。其症状往往阴虚阳虚兼夹存在,不易明辨,治疗取效较慢,且用药过滋则腻,过补则滞。

脾胃阴虚虽存在着以上不同,但具体到患儿本身有时并不是绝对的胃阴虚或脾阴虚,二者的病理变化是可以互相转化的,胃阴虚若治疗不及时可以转化为脾阴虚,脾阴虚患者也可同时兼有胃阴虚或脾阳虚,治疗用药当随证变化,机圆法活。

第七节　抽动—秽语综合征治从肝胆

多发性抽动症又名抽动—秽语综合征,简称抽动症。本病以表情肌、颈肌或肢体肌肉波动性、多发性、反复性、不规则性的运动性抽搐或发声性抽动为主要临床特征,大多表现为眨眼、皱额、缩鼻、歪嘴、耸肩、摇头、扭颈、肢体或躯干扭动、口中怪叫等,并多伴有多动、注意力不集中及情绪障碍。根据其发病特征及临床症状,属中医儿科学肝风范畴。随着现代社会生活方式及饮食结构的改变,该病的发病率有日渐增多的趋势,引起家长及社会的广泛关注。

《素问·阴阳应象大论》云:"风胜则动。"《素问·至真要大论》又云:"诸风掉眩,皆属于肝。"故凡一切抽动、抽搐、震颤、痉挛,都为风邪偏盛之象,多属于肝风内动之证。肝为风木之脏,主动,主升,胆为肝之余气,肝胆互为表里,通过观察抽动症的临床表现,取类比象,其症归于肝胆;肝主筋,为罢极之本,全身筋腱关节运动功能,需赖肝的精气滋养;肝主疏泄,性喜条达,若气机不畅,郁久化火,可引动肝风,上扰清窍或气郁化火,耗伤阴精肝血,虚风内动,皆可致抽动诸症;肝胆皆和情志有关,

《素问·灵兰秘典论》云："肝者，将军之官，谋虑出焉。""胆者，中正之官，决断出焉。"《类经·藏象论》又云："肝胆相济，勇敢乃成。"可见本病急躁易怒、神情呆滞、脾气乖戾、口中秽语、胆小怯懦、夜眠不安等症皆是情志病变，与肝胆密切相关。故孟老根据其多年临床经验并结合儿童抽动症发作时多变、频繁抽动的发病特点将其归结于肝胆，再根据不同的临床表现细分为湿热蕴肝型、胆郁痰阻型、脾虚肝旺型，相应采用平肝清热、温胆化痰、健脾平肝法进行治疗，以使枢机调达、肝风平熄而抽动自止，孟老在精准辨证的前提下以平肝止抽方为基本方随症加减，每每取得满意的临床疗效。

平肝止抽方以清热平肝、熄风止痉为组方原则，主要由白芍、柴胡、夏枯草、石决明、钩藤、石菖蒲、郁金、茯苓、甘草组成。方中白芍养肝阴柔肝止痉，柴胡疏肝解郁，使肝气畅达，体现肝为刚脏、体阴而用阳的特性，是为君药；夏枯草、石决明、钩藤清热平肝熄风止痉，石菖蒲、郁金开窍安神、行气开郁，是为臣药；茯苓、甘草健脾安神调和诸药，是为佐使之用。

随着当代生活习惯以及饮食结构的改变，小儿的体质也在发生着变化，过敏体质患儿日趋增多，通过临床观察大部分抽动症患儿都存在着或轻或重的呼吸道症状，中医认为肝火亢旺则易犯肺，故在"从肝论治"治疗儿童抽动症的同时酌加理肺之品，如根据临床症状加用辛夷、苍耳子、白芷等，以起到"佐金平木"的作用。

此外，患儿的心理疏导以及教育方式的改变也不容忽视，减轻患儿的心理压力，改善过度紧张疲劳的生活方式，适当予以沟通与交流，培养注意力及自控能力，多参加户外活动使其不至于过度沉溺于手机、电脑等，这些对于减少抽动症的发生以及促进其身心发展都是有益的。

第四章　诊疗特点

第一节　重视小儿体质特点

关于体质,《黄帝内经》从"阴阳五行""形体肥瘦及年龄壮幼""性格刚柔勇怯""形态苦乐"等方面说明人的体质,《伤寒杂病论》将人划分为强人、羸人、盛人、瘦人、虚弱家、亡血家、汗家、酒家、淋家、湿家等类型,其后体质学说代有发展,国医大师王琦教授有九种体质说(平和质、气虚质、阴虚质、阳虚质、痰湿质、湿热质、气郁质、血瘀质、特禀质)。虽然小儿具有"脏腑娇嫩,形气未充""生机蓬勃,发育迅速""稚阴稚阳""纯阳之体""五脏有余不足"等生理特点,但以上主要阐述了小儿阶段体质特点的共性,而难以全面说明不同小儿的个体体质。实际上每个小儿体质都是不尽相同的,不同体质小儿所患疾病的发生发展规律及对治疗的反应和预后也不一样。孟老认为小儿体质类型不同于成人,与成人体质类型相比,气郁质、血瘀质、阳虚质少见,而就脏腑禀赋而言,肺、脾、肾虚损质最为多见,另有心肝有余质;按气血阴阳寒热精津液划分,阴虚质、气虚质多见;按病理产物划分,痰湿质最多。

所以孟老临床治疗用药中,常在细微辨证的基础上,注重儿童个体体质特点。形肥体重者,用药宜量大质重;形体瘦弱者,用药宜量小质轻。有偏肺气虚者,"肌肤嫩,神气怯,易于感触",多易外感,发生咳喘诸疾,用药时应尽量少用辛散太过之品,以防更伤肺气;有偏脾虚者,易患伤食腹泻等脾胃疾病,应注意健脾运脾,即使患了热病治疗亦不可过用寒凉,防伤脾胃阳气;有偏于先天不足肾气虚弱者,易患佝偻病、五迟五软,各种传染病及外感病也常常染身,治疗时要时时注意顾护正气,邪气盛也要扶正祛邪,或补后天以养先天;有偏于心肝火旺者,"小儿有病则热,热则发痉,此与大人异也",临床易感受外邪,内接心火,引动肝风,而致火热内炽,发为高热、惊风、抽搐,治疗宜清肝热平肝风,缓解期不忘健脾,因肝旺易克脾土,"见肝之病,知肝传脾,当先实脾"。痰湿体质小儿,形体多虚胖,易患荨麻疹、湿疹、皮炎、哮喘、支气管炎、腹泻等疾病,治疗上应注意健脾祛湿化痰,饮食上要清淡并减少肥甘厚味。

第二节　诊病首重望诊,其次听诊

中医诊病要望、闻、问、切四诊合参,西医诊病要望、触、叩、听四诊共用。孟老常中西汇通,首重望诊,其次听诊,认为小儿看病过程中只有望诊、听诊多用。因小儿不会言语,会言语的或家长代述未必是主要症状和最痛苦处,所以问诊只略知其一二,未必准确。就诊时有些患儿畏医哭啼,不与医者合作,声音失真,脉象多变失真,所以闻诊、问诊、切诊难,这样得到的资料往往不可靠。吴鞠通《温病条辨·解儿难》曰:"古称难治者,莫如小儿。"万全《幼科发挥·小儿正诀指南符》曰:"小儿方术,号曰哑科。口不能言,脉无所视,唯形色以为凭,竭心思而施治。"所以儿科病诊病过程中最珍贵的资料主要来自于望诊。小儿肌肤柔嫩,反应灵敏,凡内在的疾病,都可从苗窍、颜色显现出来。望面部颜色及眼、耳、口、唇、鼻、咽喉特征表现和舌质、舌苔情况就可辨出疾病的位置及寒热属性。《幼科铁镜》云:"五脏不可望,唯望苗与窍,小儿病于内,必行于外,外者内之著也,望形审窍,自知其病。"如望面红耳赤,口唇鲜红,就知是发热。

1 岁以内的婴儿初次发热,只有发热而没有其他感冒样症状,精神尚好,可预测是幼儿急疹。望见患儿呼吸急促,且三凹征明显,多为肺炎或哮喘。望其左面颊左耳潮红就知其肝经有热;右腮发红触之发热就是肺经积热。望眼睛,虽肝开窍于目,但又按五轮所属归属五脏,白睛发红为感受外邪肺经郁热,眼睑发红就是脾胃湿热蕴蒸,大眼角(目内眦)红赤为心经郁热。望鼻,鼻流清涕,为外感风寒;鼻流浊涕,为外感风热;鼻流浊涕而腥臭,是鼻渊;鼻孔红肿,是肺热;鼻黏膜苍白多过敏性鼻炎。望舌尤其重要,舌尖鲜红为心经积热,必兼小便黄赤。舌质鲜红热在血分;舌红无苔热伤阴津;舌苔白滑为湿重,夏季感冒中多见;舌苔白厚如积粉是肺胃积热;舌苔黄厚或垢苔是食热积滞等。望咽喉,咽喉充血为风热,乳蛾肿大见脓栓为肺胃积热,咽后壁淋巴滤泡增生为咽炎。3 岁以内小儿孟老常参考望小儿指纹,即食指掌侧前缘部的浅表络脉,据三个指节而分风、气、命三关,常根据指纹的颜色等变化来推断病的寒热、表里、虚实、轻重,如林之翰《四诊抉微》曰:"紫热红伤寒,青惊黄是疳,浮现为表证,沉滞邪里边。"

其次是听诊,直接耳闻可发现许多疾病。如患儿以咳嗽为主诉来诊,要听咳嗽的声音,咳嗽声如犬吠伴音哑声嘶者多为急性喉炎;阵发性痉挛性咳嗽,咳嗽末伴有特殊的吸气吼声者多为百日咳;咳嗽单声,时时清嗓者多为咽炎。结合听诊器听,听得更加清楚,有利于儿科病的确诊。一般先听心脏,要在各个听诊区听心音、心率、心律,严重的心肌炎可听到心音低钝、心律失常如期前收缩、二联律、三联律等,结合心电图、心肌酶可以确诊。再听肺部,应仔细辨认肺部的呼吸音及啰音,如在背部及双腋下处听到细小湿啰音或捻发音多为支气管肺炎;肺部闻及哮鸣音多为哮喘或喘息性支气管炎。最后听腹部,如肠鸣音正常每分钟 4～5 次,若肠鸣音每分钟 10 次以上,为肠鸣音亢进,说明肠蠕动增加,多见于急性肠炎;若持续 3～5 分钟以上才听到一次或听不到肠鸣音,为肠鸣音减弱或消失,多见于急性腹膜炎、肠麻痹。

第三节　八纲辨证尤重辨寒热

儿科疾病辨证,和成人一样,以八纲辨证为总纲,即辨清阴阳、表里、虚实、寒热,《景岳全书·小儿则·总论》:"小儿之病……辨之之法,亦不过辨其表里寒热虚实。"表里辨证可辨出病位的浅深层次,虚实辨证可辨出正气强弱和邪气盛衰,阴阳辨证为八纲辨证的总纲,寒热辨证可辨出疾病的性质。儿科临床中表里虚实常容易辨识,且具体而言表里虚实辨证往往都要落实在辨寒热上,也就是说表证有寒热之分,里证有寒热之分,虚证、实证都有寒热之分,寒证和热证反映了机体阴阳偏胜偏衰的实质,所以对于儿科病来讲,辨清"寒热"最为重要。

盖小儿为"纯阳"及"稚阴稚阳"之体,若花之颚、果之冠,如草本之方萌,非常稚嫩,在疾病过程中容易伤津耗液,也容易损阳变衰。寒证多为感受寒邪或阳虚阴盛而致,小儿阳常有余,疾病初起感受寒邪,多为时短暂,常入里化热,变生热证,素体阳虚阴盛者也少见,间或见于先天不足或病久伤阳者;热证多为感受热邪或阳盛阴虚所致,小儿本身阳常有余、阴常不足,不仅感受热邪,风寒、积滞、情志皆可化火生热,阴虚亦可生内热,加之小儿"肝常有余",极易风火相煽出现壮热、抽风昏迷;寒热错杂证多见,因小儿"易寒易热""易虚易实",疾病变化非常迅速,可以表现为表寒里热证、表热里寒证、上寒下热证、上热下寒证、真寒假热、真热假寒等证候。儿科临床实践中,热证大大超过寒证,寒热错杂者更为多见,而纯寒证者少。最早的《颅囟经》所列 39 方中,寒凉方、热方和寒热并用方的比例为 11:2:26,表明寒凉方大于温热方,由此可以见古代儿科也是热证多寒证少。

临床在寒热两证的识别上,必须做到准确无误。寒热一定,治疗原则即定——"寒者热之""热者寒之""壮水之主以制阳光""益火之源以消阴翳"。否则在治疗用药上就会差之毫厘,谬以千里。对于有些寒热不明、似是而非者要找到某一特征,如外感发热只要见到咽喉红肿,即应从热证入手。即使是已准确辨证为风寒感冒者,治疗用药上也一般不用桂枝汤、麻黄汤等纯辛温发表方药。如治风寒感冒,孟老常用银翘散、桑菊饮为底方,加上几味辛温解表药,如荆芥、苏叶、辛夷、白芷、防风等,如有周身痛恶寒重者常加秦艽(秦艽有解表祛风止痛之功,《神农本草经》谓其:"主寒热邪气,寒湿风痹,肢节痛。"故感冒周身痛者必以秦艽解之)。

第四节　治疗用药及时、果敢、审慎

一、及时

儿科病证,发病容易,传变迅速。吴鞠通《温病条辨·解儿难》:"小儿肤薄神怯,经络脏腑嫩小,不奈三气发泄,邪之来也,势如奔马,其传变也,急如掣电。"形象地描述了小儿病的这种特点。临床中,儿科病变化多端,实乃变虚,热乃变寒,轻可变重,重可转危,甚至急剧死亡。如初为感冒发热,瞬间可转肺炎喘嗽;高热痰喘实热症,瞬间哭闹烦躁、心率变快、口唇青紫,"逆传心包"出现面白肢冷虚脱等心阳虚衰证候。所以儿科病的治疗,一定要及时把握病机病位,及时治疗,否则"邪不速逐,则为害滋蔓",且要中病即止。如一看是外感表证,要及时发表祛邪,以防邪气入里;一看是温热病邪引起的传染病,多有卫气营血传变规律:若只有卫分发热症状,应遵叶天士教导"在卫汗之可也",发汗解表以祛邪气;错过时机晚治疗一天就可到达气分,出现高热、汗出、口渴、咽痛等症。"到气方可清气",以白虎汤合银翘散清气解毒,气分阶段是重要的分水岭,此时正气未伤,邪气亢盛,要大胆用药,直入病所,一定要在气分阶段制服邪气;否则一旦到了营血分,出现高热神昏、出血、皮疹,舌质绛红或有芒刺,苔黄干等症,则病情危重,治疗难度加大,虽营分证"犹可透热转气",

血分症"直须凉血散血",但效果差强人意。

二、果敢

治疗用药要求果敢,只要诊断明确,辨证无误,当大胆用药,不要犹豫不决,特别在急症病儿的救治过程中尤为重要。如见患儿高热,出猩红皮疹,咽部肿痛溃烂,舌质鲜红有芒刺,白细胞及中性粒细胞升高,"猩红热"即诊断明确,这是链球菌感染引起的传染病,应给予足够量的青霉素或头孢类抗生素,中药以清热解毒凉血为治,及时果敢治疗,许多小儿3~5天可愈。再如,孟老曾看过一支原体肺炎患儿,好多年过去了,我们仍然记忆犹新。小女孩5岁,感冒高热在某医院用退热药、头孢菌素、激素等治疗1周,仍高热不退、咳嗽、呈半昏迷状态。查其口唇鲜红,舌质红绛苔黄厚质干,听诊右下肺闻及细小水泡音,实验室检查血常规正常、肺炎支原体阳性,诊断为支原体肺炎,辨证为气营血三燔,热毒闭肺,用玄参10 g、生地10 g、羚羊角粉2 g(单冲)、桑白皮10 g、金银花12 g、虎杖12 g、牡丹皮15 g、生石膏30 g、杏仁6 g、葶苈子10 g、川贝5 g、炙百部10 g、鱼腥草15 g,一剂而热退神清,同时静注阿奇霉素,5 天后痊愈。这充分显示出小儿脏气清灵、生机活泼,即使重病,只要及时处理,恰当用药,疾病治愈也快。

三、审慎

孟老强调用药及时、果敢的同时,必须细心审慎,决不可粗枝大叶、鲁莽尝试。因小儿脏腑娇嫩,形气未充,发病后易虚易实,易寒易热,变化多端,寒热虚实转变迅速,用药稍有不当则易伤害脏腑促病剧变。正如吴鞠通《温病条辨·解儿难》中说:"其用药也,稍呆则滞,稍重则伤,稍不对证,则莫知其乡,捉风捕影,转救转剧,转去愈远。"所以要细审虚实寒热,慎用寒温补泻。一般体质强壮者多实而实症多热,体质羸弱者多虚而虚症多寒。治疗实热就用清泻;虚寒者用温补。由于儿体清灵,病多新起,故实热症多于虚寒。在治法用药上必遵循"补不足,泻有余"之旨。具体地讲,表实者宜解表,里实者乃攻里。发表攻里均不可过剂。阴虚者常用沙参、麦冬、玉竹、石斛、百合甘润滋阴,少用大剂量生地、玄参防滋腻碍胃,夹热少用黄芩、黄连,以防苦寒化燥劫津;阳虚者温阳,忌用辛散泄气伤阳。凡体虚者不得用泻,泻则更伤正气。如体虚感冒者,慎用或少用牛蒡子、杏仁开肺气,体弱者服之大便稀溏。凡邪气实者不用补法,补则邪气鸱张。虚实并见者攻补兼施,体质虚弱、慢性病,只有缓调,不可求速效。如腹泻久、脾胃阳虚者,只有缓调,图快用大剂黄芪、党参,补则滞,出现腹胀不食,欲速则不达。尤其是寒热二证,必须辨识明确,寒者热之,热者寒之,大方向不能搞错。否则寒证用寒药,热证用温药,似火上加油,雪上加霜。另外,大苦、大寒、大辛、大热之品,攻伐之品,有毒之品,儿科应少用慎用。如食热积滞者,宜清热消食,孟老常加炒莱菔子消食除胀,很少用承气汤类下之,以防有伤正气之虞;治疗痰热闭肺型肺炎时,患儿高热痰喘气逆,孟老常用麻杏石甘汤合葶苈大枣泻肺汤再加炒莱菔子、大黄,肺与大肠相表里,让痰热从大肠导出,往往一剂而喘平,但要中病即止,不可多泻,再泻则伤肺气。

　　总之,孟老在遣方用药时,顺应小儿脏器清灵,随拨随应的特点,用药及时果断而又审慎,急性病常处 1～3 剂药,复诊时随时调整,达到理想的治疗效果。

第五节　注意鼓舞顾护脾胃之气

　　孟老法宗钱乙、万全等儿科名医,根据儿童"稚阴稚阳""纯阳之体""肺常不足""脾常不足"的理论,善用健脾法,立方简洁严谨,用药轻清灵巧,善用甘平缓和之法,常常提醒儿科用药应当谨慎,因小儿气血未充,脏腑柔嫩,易为药物所伤。凡大苦、大寒、大辛、大热之品,以及攻伐、峻烈、毒性药物,皆应慎重使用,中病即止。医治热病要顾护阴津,治疗虚证要顾护脾胃,急当治其标,缓则治其本,若失治误治,药过病所或损伤正气,则使旧病未去又添新病,加重病情。

《内经》为脾胃学说奠定了理论基础;张仲景不仅提出了"四季脾旺不受邪"的理论,而且在六经论治中,还制定了一系列脾胃病的辨证纲要和治法方药;李东垣着重阐述了脾胃阳气虚证治;叶天士着重阐述了脾胃阴虚证治。大家一向把李东垣作为脾胃学说的大师,但看来他只着重阐发了脾胃阳(气)的理论和论治,对脾胃之阴则要推崇叶天士。孟老依据临床多热病的特点,以及小儿脾常不足的生理特点,用药注意顾护脾胃,尤其重视热病伤阴,病后多以肺脾调理以健脾益气。

很多疾病在病程的不同阶段可以出现脾胃证候,或为主症,或为兼症。而且一旦出现脾胃证候,就可以应用相应调理脾胃的方法治疗而取得明显的疗效。以脾虚证为例,在消化系统疾病、能量代谢低下或免疫功能低下性疾病中,根据文献统计60%～70%的病例可以出现脾虚证。

小儿生长发育全赖后天脾胃化生精微之气以充养,疾病的康复亦需依赖脾胃健运生化,先天不足的小儿更是需要后天调补,故临床重视"脾常不足"的生理特点,处处顾及脾胃之气。首先强调已病防变,重视运脾补脾,儿科临证无论病在何脏腑,都应仔细考察脾胃之气的盛衰,并在治疗中兼顾脾胃。儿科以肺系疾病为多见,如感冒、咳嗽、肺炎喘嗽等,由于"脾常不足"的生理特点,肺系疾病也常影响到脾胃运化,稍有饮食不节,即可致乳食阻滞中焦,出现脘腹胀满、不思饮食、呕吐、大便不调等症状,治疗需注意酌加消食导滞药物,如莱菔子、炒神曲、鸡内金等,以转运枢机,提高疗效。其次要重视久病虚损,治脾为先。五脏相生相克,疾病后期,常致脾胃虚弱,而脾胃虚弱,气血乏源,又会影响疾病的康复,因此对一些反复发作性疾病,如哮喘,主要因于肺脾肾三脏虚损,宿根内扰,遇邪则发,在哮喘缓解期尤其强调健脾以杜痰,培土以生金,治疗多以健脾益气为主,多以肺脾调理方加减治疗。

第五章 临证精选

时代在发展,社会在前进,尤其是近些年,国富民强,儿童预防保健事业更是欣欣向荣蓬勃发展,常见的传染病几乎全能计划免疫。危害儿童生命的烈性传染病早已灭绝,一般传染病也较少发生,所以儿科疾病谱发生了巨大的变化,四季感冒有关的呼吸道疾病及内伤饮食引起的消化道疾病成为常见病。孟老结合 40 余年的临床经验,选了 10 余种病,亲自撰稿,倾囊相授。尝语:"望能使同道得以启迪,病家得以治疗指导,学生有所教益。"

第一节 小儿感冒证治

小儿感冒是比较常见的疾病,一年四季均可发生。发病的主要原因是由于小儿脏腑娇嫩,肌肤薄,卫外差,又加之寒温不能自调,护理稍有疏忽就会感受外邪酿成感冒。

感邪的途径不外乎细菌、病毒从口鼻而入,即叶天士所说"温邪上受";再就是风寒之邪从皮毛而入。两种感邪途径都是先伤及肺出现肺部症状,因肺为华盖,首当其冲,肺主气,主一身之表,外合皮毛,开窍于鼻。所以,不管是温邪上受或是风寒从皮毛而入,首先要影响肺的功能,出现肺系症状:鼻塞流涕、发热、咳嗽、咽痒、喷嚏等。

凡是邪从口鼻而入且出现发热、咽痛、咳嗽、鼻塞、流浊涕等症状者多是风热感冒。治以银翘散加减：桑叶、薄荷、菊花、大青叶、板蓝根、金银花、连翘、黄芩、柴胡、荆芥、苍耳子、辛夷。

凡是邪从皮毛而入，即常说的伤风、受凉，往往出现恶寒重、发热轻、鼻塞、流清涕、喷嚏、身重乏力、咳嗽、恶寒等。治疗用桑菊饮加辛温解表药如荆芥、苏叶、秦艽。因为小儿"纯阳之体""稚阴稚阳"，即便感受风寒之邪也很快寒从热化。所以治疗以辛凉轻剂加辛温解表即可。常用药：桑叶、菊花、薄荷、苏叶、大青叶、桔梗、杏仁、前胡、荆芥、秦艽。

一般来讲，冬春季节出现的感冒用银翘散、桑菊饮加味治疗，但也有个别感冒症状出现特殊情况：

夏至前一段时间，气候温燥，尤其是小麦收割前后一段时间，正常人亦温热难耐。小儿受这种气候的侵袭，温热之邪，直中阳明，不出现卫分证，就直接表现阳明气分大热症状：高热、汗出、口渴、咽痛、干咳等，治疗要用白虎汤加味以清气分之热，透表祛邪，方用：生石膏、知母、粳米、金银花、连翘、赤芍、牡丹皮、大青叶、板蓝根、桔梗、牛蒡子、甘草。

夏至以后雨水增多，气候多湿热蕴蒸，"先夏至者为病温，后夏至者为病暑，暑必兼湿"。暑为阳邪，易生风化热，湿为阴邪，其性黏滞，感受暑湿之邪引起的感冒，易出现高热无汗、头痛、身重困倦、恶心呕吐、腹泻、鼻塞流涕、咳嗽等。治疗应清暑解表，常用新加香薷饮加味：香薷、厚朴、白扁豆花、黄连、连翘、金银花、竹叶、杏仁、桔梗、芦根。

若夏至后阴雨连绵，湿邪较重，又加之小儿夏季多喜冷饮，感冒往往出现湿遏卫表，湿阻中焦的症状，头痛恶寒、身重痛、身热不扬、发热不易退，且午后发热明显，胸闷不饥或者有呕吐、腹泻等。治疗用藿朴夏苓汤合三仁汤加减：藿香、佩兰、半夏、厚朴、茯苓、杏仁、白蔻仁、生薏苡仁、淡豆豉、竹叶、滑石、甘草。

立秋以后，秋阳亦曝的时节，往往有温燥病邪袭伤肺卫，出现发热、微恶寒、头痛无汗、干咳、咽痛、鼻燥、口渴、苔白、舌质红、脉浮大而数。治疗用桑杏汤加味清燥润肺:桑叶、杏仁、沙参、川贝、栀子、连翘、金银花、知母、桔梗、青蒿、前胡、淡豆豉、梨皮。

第二节　小儿咳嗽证治

随着时代的变迁,严重威胁儿童健康的麻、痘、惊、疳四大症几乎灭绝,个别的急惊风多为高热惊厥,其他普通传染病也渐少见,所以现在儿科病以外感风寒、风热及内伤饮食引起的疾病多见,门诊以咳嗽就诊者居多。

咳嗽不是一个病,只是一个症状,是呼吸道疾病过程中所出现的症状。孟老一直强调治疗小儿咳嗽不可见咳止咳,必须通过望闻问切及其他检查,先认清病症所在,即辨清病,然后再根据四诊所得的资料数据辨证施治,这样才能有的放矢,药到病除,咳嗽自止。虽然《幼幼集成·咳嗽证治》中说:"凡有声无痰谓之咳,肺气伤也;有痰无声谓之嗽,脾湿动也;有声有痰谓之咳嗽,初伤于肺,继动脾湿也。"这只是大体上指出咳嗽的病机或在肺或在脾或伤肺动脾。

在治疗小儿咳嗽时首先应辨清病在上呼吸道或下呼吸道。上呼吸道要祛邪利咽喉,下呼吸道则以宣肺化痰为治则。

一、上呼吸道感染引起的咳嗽

上呼吸道感染引起咳嗽的有外感咳嗽,如咽炎、扁桃体炎、口腔炎、鼻炎等,病变过程中都出现咳嗽但伴有症状不同,治法不同,方药各异,必须辨证仔细,察秋毫变化,思病机所在。

(一)外感咳嗽

风寒感冒与风热感冒最明显的体征区别就在看咽喉部的变化。

1.风寒咳嗽　咽喉痒,咳嗽频作,且伴鼻塞流涕,痰白稀薄,恶寒发热,或不发热,舌质淡红,苔薄白,咽喉不充血而水肿。治疗原则为解表散风化痰,使邪去肺宣气顺则咳自止。方药:桑叶９ｇ、杏仁９ｇ、苏叶６ｇ、前胡 10 g、荆芥 6 g、桔梗 6 g、连翘 10 g、蝉蜕 6 g、甘草 3 g、辛夷 3 g。

2. 风热咳嗽　咳嗽、咽痛、痰黄不易咯出,伴流浊涕、发热出汗,舌质红、苔白厚或薄黄,咽部红肿充血明显,鼻孔充血,鼻甲肿大充血。治则为宣肺清热利咽。方药:桑叶 10 g、杏仁 10 g、桔梗 10 g、板蓝根 15 g、金银花 15 g、僵蚕 9 g、前胡 10 g、连翘 12 g、浙贝 10 g、黄芩 6 g、牛子 6 g、射干 6 g、甘草 3 g。内热重者加生石膏 20 g、知母 10 g。咽充血明显加赤芍 10 g、牡丹皮 9 g。

(二)咽炎咳嗽

由于感冒失治,或肺胃热盛上逆于咽,致咽干咽痒,自觉咽部有异物感,频频清嗓,痰少不易咯出。咳嗽特点为早晚重,活动激烈时咳嗽剧烈。可伴有手足心热,舌质红,苔薄黄或少苔,咽部充血或咽后壁滤泡增生明显。治则为清热利咽。方药:桑白皮 10 g、地骨皮 9 g、黄芩 6 g、生石膏 15 g、知母 9 g、金银花 15 g、板蓝根 15 g、牛蒡子 5 g、桔梗 9 g、射干 6 g、玄参 10 g、青果 10 g、甘草 3 g。咳嗽时间长肺虚阴伤者加沙参、麦冬,去生石膏、知母。

(三)喉炎咳嗽

发热,咳嗽声嘶或犬吠样咳嗽,喉头水肿严重时会出现喘憋呼吸困难,听诊可以听到喘鸣音,但是由于喉喘鸣传导,应与喘息性支气管炎或肺炎喘憋区别。望诊面红气粗,舌质红,苔白厚,咽喉红肿充血明显。治则为宣肺化痰、解痉利咽喉。方药:炙麻黄 3 g、杏仁 6 g、生石膏 20 g、桑叶 10 g、黄芩 9 g、浙贝 12 g、僵蚕 9 g、鱼腥草 15 g、射干 9 g、桔梗 9 g、蝉蜕 6 g、地龙 9 g、甘草 3 g。

(四)扁桃体炎咳嗽

风热外感或细菌感染引起扁桃体肿大、化脓,早期炎症期患儿自觉咽不利、干痛而频咳,治疗后有分泌物,或化脓时咳嗽痰多或吐脓痰。望诊舌质红,苔白厚,咽部充血,乳蛾肿大充血,Ⅲ°肿大时可对在一起,影响呼吸道,入睡打呼噜多见。治则为清热解毒利咽,方药:金银花 20 g、连翘 15 g、牛蒡子 6 g、桔梗 10 g、射干 10 g、板蓝根 15 g、僵蚕 9 g、浙贝 15 g、赤芍 10 g、牡丹皮 9 g、甘草 3 g。发热重者加生石膏 20 g、柴胡 9 g、荆芥 6 g。

(五)鼻炎咳嗽

感冒表现为鼻部症状重,鼻塞流涕多,咳嗽有痰,咳嗽多为鼻涕倒流到鼻咽部刺激引起,因有涕而咳,所以咳嗽能吐痰。望诊咽部充血或不充血,但能看到鼻涕倒流咽后壁,鼻孔红或水肿。治则为宣肺开窍、升清化浊。方药:炙麻黄 3 g、杏仁 9 g、知母 10 g、鱼腥草 15 g、桔梗 10 g、桑叶 6 g、薄荷 6 g、黄芩 6 g、苍耳子 6 g、辛夷 6 g、白芷 3 g、甘草 3 g。

二、下呼吸道感染引起的咳嗽

下呼吸道感染引起咳嗽的疾病有气管炎、支气管炎及各种肺炎。

(一)气管炎

常说的气管炎即主气管炎症。多由感冒失治,病变由咽喉向下延伸到主气管。患者自觉胸闷有痰,炎症期伴有发热,听诊呼吸音粗或听到痰鸣音。治宜清肺化痰。方药:炙麻黄 3 g、杏仁 9 g、生石膏 15 g、桑白皮 10 g、桔梗 10 g、鱼腥草 15 g、瓜蒌 15 g、浙贝 12 g、葶苈子 10 g、黄芩 9 g、枇杷叶 6 g。

(二)支气管炎

支气管接近肺泡,感染后咳嗽较频,且夜间咳嗽重。延误治疗会咳嗽很长时间,有的咳嗽伴有痰鸣。听诊时,炎症期因没有分泌物,只听到呼吸音粗。排痰期,分泌物增多后可听到痰鸣音或干啰音。胸片可见肺纹理增粗。治宜宣肺化痰。方药:炙麻黄 3 g、杏仁 9 g、生石膏 15 g、葶苈子 10 g、炒苏子 10 g、桑白皮 10 g、黄芩 9 g、鱼腥草 15 g、川贝 6 g、橘红 6 g、枇杷叶 6 g、甘草 3 g。

此为常证,亦有变证:

1.**痰湿咳嗽**　素体脾虚,支气管感染后用抗生素治疗无效。患者咳嗽痰多,喉间痰声辘辘,胸闷纳呆,面白便稀,精神困倦,舌质淡,苔白,脉滑。双肺听诊痰鸣音满布。治当健脾化痰。方药:陈皮6 g、半夏6 g、茯苓10 g、白扁豆10 g、生薏仁10 g、炒苏子6 g、杏仁6 g、浙贝10 g、炒神曲10 g。

2. 肺虚咳嗽 反复咳嗽,早晚咳重,咳声不响亮,有时吐稀白痰,纳差无力,面白不光泽,自汗恶寒,语声低,舌质淡,苔白,咽不红,双肺可听到少许干啰音。病程若大于3个月者属迁延性支气管炎。治宜补气养肺、化痰止咳。方药:沙参9 g、五味子6 g、黄芪10 g、白术9 g、茯苓10 g、陈皮6 g、紫菀6 g、款冬花6 g、浙贝9 g、枇杷叶6 g、炒神曲6 g、甘草3 g。

(三)支气管肺炎、支原体肺炎及其他各种肺炎咳嗽证治详见第七章第二节"肺炎"。

第三节 小儿肺炎证治

小儿肺炎是常见病之一,尤多见于婴幼儿。婴幼儿容易发生肺炎主要由于呼吸系统解剖特点的特殊性——咽喉淋巴细胞发育不全、主支气管短、支气管腔狭窄、黏液分泌少、纤毛运动差。肺脏本身弹力组织发育差,血管相对丰富、易于充血,肺泡数量少,极易为黏液堵塞,又加之防御功能未充分发育成熟,这些因素就使小儿容易发生肺炎。这与中医学认为小儿形气未充,肺脏娇嫩,腠理疏松,卫外能力差,外邪易从皮毛或口鼻而入,侵犯肺卫,使肺失宣降,清肃之令不行则肺气郁闭,肺气上逆出现发热、咳嗽、喘、气急、鼻煽致肺炎喘嗽的机理相符合。肺炎喘嗽病名最早见于谢玉琼的《麻科活人全书》:"气促之症,多缘肺热不清所致……如肺炎喘嗽……"

一、分类

肺炎按病理形态分类为大叶性肺炎、支气管肺炎、间质性肺炎等,前二者多由细菌引起,后者多为病毒引起。不管是细菌或病毒及支原体引起的肺炎,临床症状大都会有发热、咳嗽、喘、气急、鼻煽等。同时听诊可在双肺或右肺闻及湿啰音(即中、小水泡音,捻发音或管状呼吸音)。

二、病因病机

中医学认为细菌、病毒都属于外邪,外邪犯于皮毛,或温热之邪从口鼻而入,都先使肺气郁阻,再生热炼痰、痰阻肺络、壅塞气道不得宣通,气不顺血行不畅、脉络瘀阻。所以病因是肺气郁闭,痰、热、瘀是病理产物。

三、治法方药

根据肺闭—痰阻—血瘀这个病理变化,以"宣肺清热、泻肺化痰"为治疗原则。方药:炙麻黄3 g、杏仁6 g、生石膏15 g、金银花15 g、桑白皮12 g、鱼腥草15 g、葶苈子10 g、炒地龙10 g、川贝9 g、黄芩6 g、桃仁6 g、甘草3 g。方中麻黄宣肺,杏仁辛开苦降,合桑白皮、葶苈子泻肺,宣肺泻肺并用,通过一宣一泻来恢复肺泡的开合功能,从而提高肺泡张力;川贝、鱼腥草、地龙化痰平喘,合黄芩、石膏清热,清化同施;桃仁活血化瘀,促进气血运行。全方合奏使郁闭宣通、气逆下行、痰热清化,使气机得以通调、血脉顺畅,则咳喘气急自平。

四、临床治疗

不管什么类型的肺炎,孟老多年的治疗经验体会是分期治疗,根据肺炎患儿的临床表现分三期,据症立法变方。

(一)炎症期

凡具有发热、咳嗽、气急、喘憋、鼻煽症状,双肺听诊闻及中、小水泡音,捻发音或管状呼吸音,或仅有发热、咳嗽,听不到湿啰音,拍胸片见片状阴影(年长儿童多见)时,均为肺炎炎症期。方药:麻黄3 g、杏仁9 g、生石膏15 g、金银花15 g、桑白皮10 g、黄芩6 g、鱼腥草12 g、葶苈子9 g、地龙10 g、川贝6 g、桃仁6 g、甘草3 g。

(二)排痰期

经过3～5天的治疗,小儿稚阴稚阳体,脏气清灵,随拨随应,很快就进入排痰期。一般就不再发热,以咳嗽痰多为主要症状,肺部听诊由原来的小水泡音变为大水泡音或痰鸣音,此时要以清肺化痰为主要治则。拟方麻杏石甘汤加葶苈子10 g、苏子10 g、白芥子10 g、浙贝10 g、鱼腥草15 g、冬瓜仁15 g、枇杷叶6 g、桑白皮10 g、炒莱菔子15 g。

(三)恢复期

"小儿纯阳之体,阴常不足,阳常有余。"又加之炎症过程中易伤津耗液,所以小儿肺炎后期恢复期表现为阴虚者多见。临床表现干咳无痰、口干少津、盗汗、大便干、五心烦热等,此时肺部听诊无啰音。治当滋阴清热敛肺。方药:沙参9 g、麦冬10 g、五味子6 g、桑白皮9 g、地骨皮9 g、知母6 g、川贝6 g、百合10 g、紫菀6 g、甘草3 g。

四、特殊类型肺炎治疗

以上为正常人群感受外邪最常见的肺炎治法,临床细微辨证,一些不常见的肺炎或体质不同、感邪不同、特发型肺炎简述如下。

(一)支原体肺炎

支原体肺炎旧称非典型性肺炎,不常见,但近些年较常见,且年长儿童多见。

1.临床表现 初期往往持续高热,继之咳嗽,有的出现痉咳,早期听诊听不到啰音,拍片可见大片状絮团样阴影。支原体抗体病程1周后阳性率高。病程长但预后良好。支原体感染,中医学认为是温热之邪上受,首先犯肺,肺失宣肃,炼津为痰,阻于肺络,肺气郁闭,所以临床表现发热重,咳痰多,个别患者表现肝热痉咳及平滑肌痉挛出现喘憋等。

2.治法 宣肺清热、化痰解痉。

3.方药 炙麻黄3 g、杏仁10 g、生石膏20 g、金银花20 g、黄芩10 g、鱼腥草20 g、百部9 g、葶苈子10 g、射干10 g、桔梗10 g、胆南星6 g、苏子10 g、虎杖15 g、川贝6 g、甘草3 g。若伴痉咳喘憋重者加僵蚕、夏枯草、地龙。

（二）腺病毒肺炎

多见于 1 岁以内素体痰湿较盛又感受非时之气的婴幼儿，即临床所说的毛细支气管炎。

1. 临床表现　发病急，变化快，不出现卫分症状，突然出现壮热、烦躁、呛咳喘鸣、呼吸困难、气急鼻煽，三凹征明显，舌质红，苔黄厚，双肺听诊可闻及喘鸣音，湿啰音满布肺野。此属于痰热闭肺。

2. 治法　宣肺清热、豁痰平喘。

3. 方药　麻杏石甘汤加三子养亲汤加味：炙麻黄 3 g、杏仁 6 g、生石膏 20 g、葶苈子 9 g、紫苏子 9 g、桑白皮 10 g、黄芩 6 g、金银花 15 g、虎杖 15 g、鱼腥草 15 g、川贝 6 g、地龙 9 g、苏子 6 g、白芥子 6 g、桃仁 6 g、大黄 5 g、甘草 3 g。

（三）金黄色葡萄球菌肺炎

由于滥用抗生素使金葡菌日益增多，多发生在婴儿院内交叉感染。发病急，传变快，热毒之邪由口鼻而入，首犯于肺，很快可逆传心包，或引动肝风出现营血症状：高热神昏，抽风，痰鸣喘憋，腹胀如鼓，大便干，涕泪无，舌质红绛，苔黄干或发黑，口唇干燥无津。

2. 治法　清营凉血解毒，急使热毒去，肺不受其邪。

3. 方药　羚羊角粉 0.5 g、生地 10 g、牡丹皮 9 g、黄连 5 g、金银花 15 g、川贝 6 g、知母 6 g、虎杖 15 g、杏仁 6 g、甘草 2 g。

（四）迁延性肺炎

多发于体质虚弱者，反复用抗生素治疗，由于正气虚弱无力抗邪，正虚邪恋使肺炎迁延日久不愈。临床表现为久咳不愈，发热低或不发热，听诊双肺湿啰音，局限肺底，或散在双肺腋下部位。治疗应根据具体情况分为气虚、血虚、阴虚、脾虚进行调治。

1. 补气养心、理肺止咳　先天性心脏病合并肺炎，或肺炎患者合并心衰，出现久咳不愈，活动则喘，面色㿠白，怕冷，出虚汗，舌质淡苔白，双肺听诊散在小水泡音。治当补气养心、理肺止咳,强心以扶正,理肺以去邪。方药:西洋参、黄芪、白术、茯苓各9g,百合、炙百部、紫菀、川贝、桃仁、枇杷叶各6g。

2. 补血理肺　营养不良贫血者患肺炎,久用抗生素治疗不愈,表现反复咳嗽,愈后又低热,盗汗,面白无华,纳差,唇白,舌质淡,苔白,血红蛋白低于90g/L。肺部听诊密集小水泡音局限于肺底部。治当补血理肺。方药用当归补血汤加减:当归9g、黄芪10g、阿胶6g、桑白皮9g、地骨皮9g、杏仁3g、川贝6g、紫菀6g、甘草3g、虎杖10g。

3. 养阴润肺　素体阴虚或肺炎早期高热时间过长,消灼肺阴较多致阴虚肺燥。表现为久咳不愈,夜间低热,盗汗,口干舌燥,苔少,肺部湿啰音局限一处难消散。治当滋阴润肺,使肺津润泽方可止咳。方药:沙参9g、麦冬10g、五味子6g、百合10g、百部6g、白扁豆10g、杏仁5g、川贝6g、桑白皮9g、枇杷叶6g、白芍10g、甘草3g。

4. 健脾理肺　素体脾虚,佝偻病体质患肺炎迁延难愈。表现咳嗽痰多,纳呆消瘦,面白无华,乏力懒言,便濡溏,腹胀,方颅发稀、鸡胸、贺氏沟、串珠肋明显。听诊双肺有大、中、小水泡音及痰鸣音。治当健脾化痰、理肺止咳,健脾扶正以去生痰之源,理肺化痰,邪去炎症方能消散。方用参苓白术散加味:党参10g、白术9g、茯苓15g、山药10g、生薏苡仁15g、白前9g、浙贝10g、紫菀9g、苏子6g、橘红6g、炒神曲9g、枇杷叶6g。

第四节　小儿哮喘证治

哮喘是一种变态反应性疾病,是反复发作的由抗体抗原变态反应引起的非感染性炎症,为小儿常见病。哮指声响,喘指气息,发作时以喉间哮鸣气促、呼气延长为特征,但呼吸困难程度不同。本病四季可见,以春秋两季多见,素有遗传或过敏性体质,遇寒冷或吸入过敏物质、气味而诱发。

祖国医学对哮喘早有认识,《幼科发挥·哮喘》记载:"小儿素有哮喘,遇天雨而发者""发则连绵不已,发过如常,有时复发,此为宿疾,不可除也。"说明已认识到哮喘病有反复发作和难于根治的特点。

哮喘的病因病理,内因为肺脾肾功能不调,致痰饮内伏,外因即感受外邪,接触异物,吸进冷空气、花粉、尘螨等,触动气道,痰生气阻而发哮喘,这与现代医学认为过敏性体质遇到过敏源引发此病相一致。"邪之所凑,其气必虚",小儿肺脏娇嫩,脾常不足、肾常虚、肝常有余,为其生理病理特点。患哮喘病的儿童表现肺脾肾虚较明显或多见,肺气虚腠理疏松,卫外能力差,易感受外邪。脾虚运化能力弱,"饮入于胃,游溢精气,上输于脾,脾气散精,上归于肺……"脾之散精能力差,津液变湿为痰,即所谓"脾为生痰之源",上贮于肺,即"肺为贮痰之器"。肾阳虚亏,不能蒸化水液,水湿蕴积成痰,所以痰之本水也,源于肾;痰之动湿也,主于脾;痰之末肺也,贮于肺。病之宿根为痰饮留伏,与肺脾肾三脏关系密切。但是孟老观察临床,不是每一个患者都肺脾肾俱虚,有偏于肺者,有偏于脾者,肾虚者少,见于先天禀赋不足者。还有一种患者,学龄期儿童多见,肥胖体型,多食肉,喜食甘,虚象不明显,痰湿体质,且每多食多肉,稍遇寒冷即感冒引发哮喘。这种情况符合《素问·逆调论》中的"不得卧而息有声者,是阳明之逆也"。《素问·咳论》篇也说"此皆聚于胃关于肺"。手太阴肺经起于中焦,下络大肠,还循胃口,上膈属肺,即肺之经络联系胃络,肺胃之气同属下降,胃多纳不消致阳明之气上逆引动肺气上逆发为哮喘,是"聚于胃关于肺"理论的阐发。

关于哮喘病的治疗,《丹溪心法·喘论》提出"哮喘主攻于痰",并有"已发攻邪为主,未发扶正为要"之说。孟老古为今用,结合自己临床观察发作期实证多、虚证少、热证多、寒症少的特点,针对最常见的发作人群、最常见的症状,采用"急则治其标"即宣肺平喘、解痉去痰为治法。

方药:炙麻黄 3 g、杏仁 10 g、生石膏 15 g、葶苈子 10 g、苏子 10 g、浙贝 10 g、白芥子 10 g、莱菔子 10 g、炒地龙 10 g、瓜蒌 15 g、胆南星 6 g、蝉蜕 6 g、甘草 3 g。

方中麻杏石甘汤宣肺平喘,三子养亲汤豁痰降气,葶苈子、瓜蒌、浙贝,利肺气化痰,胆南星、地龙、蝉蜕,解痉平喘。全方共奏宣肺平喘、解痉祛痰之功。宣肺使肺气得以宣发,化痰利气、豁痰降气使肺气得以下降,解痉解除平滑肌痉挛,达到痰去喘平。

若伴有胃满食滞,舌苔白厚,大便干者加枳实、大黄,肺与大肠相表里,泻大肠,使热痰从大肠泻下,还可以使肺逆之气下降,从而使哮喘平息。

若哮喘日久,听诊喘鸣音不响亮,面白乏力者为肺气虚,去莱菔子加五味子,五味子其性酸敛补肺气,方中麻黄宣肺,一宣一敛使哮喘状态下肺泡、小支气管只张不合的情况恢复常态,即恢复本来的宣肃功能。

关键在于缓解期治疗,一般服上方 3 ~ 5 剂喘可停止,一旦哮喘停止,就要"虚者补之",以补肺健脾化痰为治则,1 个月调理后大部分都可以根除。

方药:沙参、百合、五味子、桑白皮、地骨皮、黄芩、陈皮、半夏、茯苓、炒苏子、浙贝、炒神曲。

方中沙参、百合、五味子补肺气,补肺固本,腠理密,卫外强,少外感;桑白皮、地骨皮、黄芩清肺热。多数患者都既有肺气虚一面,又有肺热一面,表现为右腮红、易盗汗、流黄涕。因肺娇嫩,肺金体寒,有热不可过寒,只用甘寒泻白散清之:陈皮、半夏、茯苓、苏子、浙贝、神曲,和胃健脾化痰、杜绝生痰之源,又培土生金去伏痰。

至于肾阳虚衰哮喘患者,面㿠白,形寒怕冷,心悸乏力,大便顽固不化,临床很少见,不再赘述。

第五节　小儿呕吐证治

呕吐是小儿时期常见的一个症候,很多疾病都可以有呕吐的症状。但其原因都不外乎胃失和降、胃气上逆所致。引起胃失和降的原因多由于外感犯胃、饮食不洁、暴饮暴食、蛔虫内扰或惊吓等因素而导致脾胃功能失调。

胃乃六腑之一,主受纳腐熟水谷,主通降,以降为和,其生理特点为喜润恶燥,不仅需阳气蒸化,更需阴液的濡润。饮食入胃腐熟后下传小肠,其精微物质经脾的运化而营养周身。《素问·刺法论》云:"胃为仓廪之官,五味出焉。"是对胃的概论。胃以降为和,以通为用,但其通降功能也离不开肝胆的疏泄、脾的运化资助,方能通润无阻。尤其与脾的关系,二者一阴一阳,一脏一腑,互为表里,同居中焦。脾主运化,胃主受纳,二者纳运互助,非彼不能。脾不断的升清运化,胃才能不断地受纳降浊。所以,不仅是胃本身受凉会呕吐,肝、胆、脾功能不正常也会呕吐。

一、感受外邪

感受风寒或食后受冷风,寒邪客胃、寒凝中脘致中阳不运,胃失和降则胃冷痛呕吐,吐出的食物呈不消化样。治宜温中和胃。方药:藿香10 g、苏梗10 g、陈皮6 g、半夏6 g、吴茱萸6 g、生姜3片、大枣3枚。

二、饮食不洁

急性胃肠炎引起的呕吐,往往同时伴有发热、腹痛、腹泻。治宜清胃解毒止呕。方以葛根芩连汤加味:葛根10 g、黄芩10 g、黄连3 g、藿香10 g、苏梗10 g、马齿苋10 g、蒲公英15 g、陈皮6 g、枳壳6 g、生薏苡仁15 g、苍术6 g、竹茹6 g。

三、暴饮暴食

多见于年长儿童,恣食生冷、肥腻、不易消化的食物,积滞于胃,"饮食自倍,肠胃乃伤"。胃失和降,上逆则呕吐。呕吐多酸腐臭秽。吐后胃脘自觉舒服,同时伴有腹胀、便秘、口臭、舌质红、苔白厚或垢苔。治当和胃导滞。方药:陈皮 6 g、半夏 6 g、枳实 6 g、厚朴 9 g、焦三仙各 10 g、焦槟榔、炒莱菔子 6 g、竹茹 6 g。

四、胃热呕吐

乳母喜嗜炙烤、辛辣食品,乳汁蕴热,小儿食母乳积热于胃;或较大儿童过食油炸、烧烤、辛辣食品,或过多食牛羊肉、鱼虾等高热能食品,使热积胃肠,蕴于中焦,则脾胃升降失职,致胃气上逆而呕吐。这种呕吐往往食入即吐,呕吐物酸臭且口渴喜饮,唇干面赤,恶热不怕冷,大便干结或气秽,舌质红干,苔白厚。治当清热和胃。方药:黄连 3 g、半夏 6 g、枳实 6 g、厚朴 9 g、竹茹 6 g、陈皮 6 g、连翘 10 g、忍冬藤 10 g、藿香 10 g、炒莱菔子 10 g。

五、肝气犯胃

小儿肝常有余、脾常不足,独生子女娇生惯养,若稍有所欲不遂,或肝阳易亢,发脾气哭闹,或经常不愉快,产生情感抑郁,致肝气不畅、横逆犯胃而呕吐,易呕吐酸水并伴嗳气、精神郁闷。治当舒肝和胃。方药:白芍 15 g、柴胡 10 g、苏梗 10 g、砂仁 6 g、厚朴 9 g、枳壳 6 g、陈皮 6 g、半夏 6 g、竹茹 9 g、炒麦芽 10 g。

六、惊吓呕吐

小儿稚阴稚阳之体,神气怯弱,胆气虚,若暴受惊恐,惊则气乱,恐则气下,气机逆乱,肝胆不宁,横逆犯胃则呕吐。易呕吐清涎,且伴有面色青白,心神烦乱,睡卧不宁,惊惕哭闹等。治当镇惊止呕。方药以温胆汤加味:陈皮 6 g、半夏 6 g、茯苓 15 g、竹茹 9 g、胆南星 6 g、钩藤 10 g、薄荷 6 g、郁金 10 g、石菖蒲 10 g、甘草 3 g、大枣 3 枚。

七、湿阻三焦

夏至以后,湿邪当令,小儿贪凉,喜冷饮,容易形成湿邪留恋,湿遏热伏。湿热阻三焦,枢机不利,胃气不降而上逆呕吐。多见于进食后呕吐,吐出不消化样食物,且伴有低热、乏力、倦怠,舌质淡,苔白腻。治当宣化畅中、利湿止呕。方药以三仁汤加味:杏仁 6 g、白蔻仁 9 g、薏苡仁 15 g、半夏 6 g、厚朴 9 g、滑石 15 g、竹叶 6 g、藿香 10 g、竹茹 9 g、神曲 10 g。

第六节　小儿厌食证治

小儿厌食是常见的脾胃病,以长期食欲不振或厌恶进食为特点。多由于喂养不当,饮食不节所致。尤其是近几年随着人们生活水平的提高,为满足"小皇帝"的口福,顿顿有肉、天天鱼虾者屡见不鲜,造成脾胃功能失调而致厌食,以城市儿童多见。发病年龄以学龄前儿童多见。接受治疗后预后良好,一般都可治愈。小儿厌食症,现代医学认为是缺乏微量元素锌、铁、钙引起,临床观察有不少患儿通过补锌、铁、钙症状并没有明显改善。多数患儿呈胃热脾虚型表现,由于长期进食高热量、高蛋白食物,积而化热致胃热,脾运化不及致脾虚。用自拟方"清胃健脾汤"治疗效佳。方药:忍冬藤 10 g、黄连 3 g、连翘 10 g、竹茹 9 g、枳壳 9 g、白扁豆 12 g、茯苓 15 g、神曲 9 g、鸡内金 9 g。临床详细分型可分为 5 种类型。

一、食热积滞,胃络受阻

1.临床表现　厌食时间较短,有明显的伤食史或偏食史,厌食喜冷饮,恶心干呕,胃脘阵阵不适或疼痛,大便干,小便黄,舌质红,苔白厚或黄厚或垢苔,脉弦滑,指纹紫滞。此多见于素体强壮儿童,由于一次或多次过量食肉,"稚阴稚阳"之体,"脾常不足""饮食自倍,肠胃乃伤"。食热积滞,脾胃失运,胃络受阻则胃不喜受纳而厌食。

2.治法　清热导滞,通络和胃。

3.方药　忍冬藤 10 g、连翘 10 g、竹茹 9 g、焦槟榔 6 g、枳实 6 g、焦三仙各 9 g、炒莱菔子 15 g、大黄 6 g。方中忍冬藤具有清热利湿、通达肠胃经络的作用,既无石膏寒凉伤胃之弊,又能清热和络通达肠胃。连翘、竹茹助清胃热,连翘芬芳轻扬,具有辛散之性,能和营调气,通达上下,清气血分之瘀热;竹茹清热散积不伤正气,利湿不损阴,性平和而行三焦,寒而不凝,清而不伐。焦槟榔消积化滞,焦三仙消积导滞,炒莱菔子、大黄荡涤肠胃,使已积滞化热的病理产物从肠道导出,积去滞消使胃络不受其阻,恢复脾升胃降的本来功能。

二、湿热蕴蒸,气机不利

1. 临床表现　饮食不香,自觉胃脘不适,口渴不欲饮,腹胀大便不爽,夜卧不宁,咀嚼磨牙,舌质红,苔黄腻,脉弦滑。此多见于家长一味追求高热能、高蛋白补品饮食,或纵其所好,恣食肥甘、饮料,使食量超过小儿本身的脾胃运化功能,致运化失司,高热能食品阻于中焦,化热助湿,气机不利则出现上述症状。

2. 治法　清热化湿,宣通气机。

3. 方药　葛根芩连汤合温胆汤加味:葛根 10 g、黄芩 10 g、黄连 3 g、竹茹 6 g、枳壳 6 g、厚朴 6 g、陈皮 6 g、半夏 6 g、藿香 10 g、白蔻仁 10 g、茯苓 15 g。葛根入阳明清热且鼓舞胃气,黄连、竹茹助清胃热之力,藿香、半夏、白蔻仁、茯苓化湿健脾,陈皮、枳壳、厚朴理气除胀。全方共奏清热化湿、宣通气机之功。

三、中焦虚弱,胃不受纳

1. 临床表现　厌食时间较长,面黄肌瘦,少气懒言,有的可伴有明显佝偻病体征:方颅,毛发稀软不光泽,额部高凸如半球状,鸡胸、串珠肋、贺氏沟,下午腹胀明显,大便不成形,有时完谷不化,舌质淡,苔薄白或白滑。多因素体虚弱或喂养不当或过食寒凉伤及脾胃阳气,脾阳虚运化无力,胃阳虚则不纳食。

2. 治法　益气健脾,和胃调中。

3. 方药　党参 10 g、白术 9 g、山药 10 g、茯苓 15 g、黄芪 12 g、白扁豆

10 g、薏苡仁15 g、炒谷芽9 g、蝉蜕6 g。方中党参、黄芪补气；白术、山药、茯苓、白扁豆、薏苡仁补脾健胃；谷芽消食和胃较麦芽柔和，消中有补，有补胃气之功；蝉蜕为蝉之外衣，蝉者饮风吸露、只进不出，现代医学药理研究分析认为蝉蜕含有大量蛋白质、氨基酸、有机酸，有利于改善肠黏膜的吸收作用，所以蝉蜕配补脾健胃药治疗消化不良性腹泻或脾虚厌食症特别见效，平中见奇。

四、脾阴虚，运化无源

脾阴虚的病理，教科书没提及过，历代医家论述尚少，清代医家唐容川曾有形象的比喻："脾阳不足，水谷固不化；脾阴不足，水谷亦不化也。"现代名医蒲辅周指出"五脏皆有阳虚阴虚之别""脾阴虚，手足烦热，口干不欲饮，烦满不思食"。脾阴乃脾之阴液，为脾脏运化的物质基础、动力源泉。

1. 临床表现　食少纳呆，食后腹胀，手足烦热，口干不欲饮，大便时干时稀，舌质淡红少津，苔白少或地图舌，脉弦细。此型多见素体脾虚、少食蔬菜水果，经常出现地图舌或吐泻日久的患者，往往病程较长。

2. 治法　补脾滋阴。

3. 方药　太子参10g、白扁豆10g、山药15 g、茯苓15 g、薏苡仁15 g、玉竹10 g、白芍10 g、甘草3 g、大枣3 枚。太子参甘苦温入脾经，益气补脾，补而不滞，较柔和，且有助消化增食之功；白扁豆、山药、茯苓、薏苡仁甘淡平补脾胃气阴；玉竹味甘多汁滋养脾阴，白芍、甘草酸甘化阴。忌用寒凉滋腻和芳香醒脾之品。

五、胃阴虚，升降无力

1. 临床表现　纳差食少，口渴喜冷饮，大便干结，精神可，面色红，口干舌燥，舌质红少津，舌苔少而干或无苔，脉细数，病程较脾阴虚者短。多见于热性病后高热耗阴，或吐泻后直伤胃阴。胃阴为人体后天之本阴，本阴虚，脾胃升降无力，表现厌食纳呆。

2.治法　益胃生津。

3.方药　养胃增液汤加味:沙参、石斛、玉竹、郁李仁各 10 g,白芍 9 g,天花粉 10 g,山药 15 g,乌梅 3 g,甘草 3 g,大枣 3 枚。沙参、石斛、玉竹、郁李仁滋养胃阴;天花粉、山药生津补液;白芍、乌梅、甘草酸甘相配、直化胃阴。胃阴得充,升降有力,厌食自愈。若胃中合并积滞忌用焦三仙消导,勿用香燥开胃之品,以免更伤阴液。

第七节　小儿腹泻证治

腹泻是指大便次数增多,质稀或如水样便,分为感染性腹泻和非感染性腹泻。感染性腹泻多由各种细菌、病毒或霉菌所致,多是通过不洁食物、玩具、食具或手传播。再一种因素即小儿病后如感冒、肺炎,由于细菌或病毒的影响,引起消化功能紊乱而腹泻。非感染性腹泻则由喂养不当引起。祖国医学认为外感六淫、内伤乳食、脾胃虚弱三种因素可引起腹泻。

一、感染性腹泻

(一)感染细菌引起的腹泻

1.临床表现　大便水样、蛋花状带黏液,泻下急迫,日 10 余次。每泻前腹痛,伴纳差口渴,小便少且黄,发热或不发热,脉滑数,指纹紫。肛门红明显。大便检验可见白细胞、红细胞,有的还有脓细胞。因肠道感染细菌引起肠黏膜充血水肿发炎致湿热蕴结,脾不运化,肠不传化,水湿不走小肠,皆注大肠而泻下。

2.治法　清热利湿,健脾止泻。

3.方药　葛根芩连汤加味:葛根 10 g、黄芩 6 g、黄连 5 g、马齿苋 12 g、茯苓 10 g、薏苡仁 15 g、车前子 10 g。葛根、黄芩、黄连、马齿苋清热利湿,且具有抑菌杀菌作用;茯苓、薏苡仁淡渗健脾利湿;车前子利小便,开支河。

（二）感染病毒引起的腹泻

1. 临床表现 由于感染"轮状病毒"引起的急性胃肠炎,在1岁左右的婴儿中流行明显,在世界各地均有流行。病初一般都出现感冒症状如发热、轻咳、流涕、流眼泪,继之大便一日5~6次,多者10余次。大便黄色或绿色,最典型的白色大便,有的患者伴有呕吐、腹痛。大便检验见不到红、白细胞,有的见脂肪球。此因病毒侵犯引起胃肠道黏膜充血水肿发炎致湿热蕴于胃肠,脾胃功能失调则出现呕吐腹泻。

2. 治法 清化湿热,利水止泻。

3. 方药 藿香10 g、佩兰10 g、葛根10 g、黄连3 g、茯苓10 g、白扁豆10 g、薏苡仁15 g、车前子6 g。藿香、佩兰芳香化湿、辟浊止呕,这种与气候有关的病毒可谓天时浊气;葛根升阳鼓舞胃气,配黄连清热;茯苓、白扁豆、薏苡仁平淡渗湿;车前子开支河利小便,使水湿从小便出而达到止泻目的。

二、非感染性腹泻

指消化不良、胃肠功能紊乱等,也就是祖国医学所说的伤食泻、脾虚泻、脾肾阳虚泻。

（一）伤食泻

多由过量饮食,或饮食过于寒凉引起。过寒伤胃阳气,过食伤胃肠动力,"饮食自倍,肠胃乃伤"。过量食物积于胃脾,胃不消,脾不运,升降失司。胃气不降,浊气上逆,则呕吐嗳气。脾不运化水湿,烂食直涌大肠,则腹泻酸臭。食滞脾胃,气机不通则腹胀腹痛。

1. 临床表现 有伤食史,腹部胀满不适,呕吐,嗳气有食臭味,大便稀烂酸臭,日5~6次,泻前腹痛,泻后腹部不适减轻,舌质淡红,苔白厚腻,指纹紫滞,脉滑或涩（腹胀时脉涩）。大便化验可见脂肪球。

2. 治法 消食和胃,运脾止泻。

3. 方药 焦三仙各 9 g、陈皮 6 g、半夏 6 g、茯苓 10 g、苍术 9 g、厚朴 6 g、薏苡仁 15 g、炒莱菔子 6 g。方中焦山楂、神曲、麦芽消食化滞,陈皮、半夏和胃止呕,苍术走而不守,故和茯苓、薏苡仁健脾利湿,厚朴宽中行气止痛,莱菔子荡涤胃肠停留腐败之食物,腐去则泻止。

(二)脾虚泻

多见于素体脾虚、佝偻病的患者。脾阳虚者居多。脾虚运化无力,稍多食或不易消化食物就腹泻。脾为气血生化之源,水谷精微不吸收、精不四布,气血无源即面黄肌瘦、乏力懒动、方颅发稀,甚至出现鸡胸、串珠肋、贺氏沟。

1. 临床表现 大便稀溏,日 2～3 次,多食或食后即泻,时轻时重。面色黄,形体多瘦弱,神疲乏力。舌质淡,苔白,脉弱,指纹淡滞。大便化验可见脂肪球。

2. 治法 补气健脾止泻。

3. 方药 参苓白术散加减:党参 10 g、黄芪 10 g、白术 10 g、茯苓 15 g、白扁豆 15 g、炒薏苡仁 15 g、山药 15 g、藿香 9 g、炒谷芽 6 g,生姜 2 片、大枣 3 枚为引。党参、黄芪补气;白术、茯苓、白扁豆、炒薏苡仁、山药健脾利湿;藿香芳香醒脾,谷芽补胃气助消食;姜枣作引,调和中焦。全方共奏补气健脾止泻之功。

(三)脾肾阳虚泻

此型腹泻现时较少见。20 余年前,脾虚泻、脾肾阳虚泻很多见。多见于自幼喂养不当,或者患肠炎后延误治疗,使之久泻不愈。久泻则脾阳虚,脾阳依赖肾阳温煦,脾阳虚久必伤肾阳。

1. 临床表现 腹泻日久不愈,大便稀无臭味,有时完谷不化,日 3～5 次,食后即泻,严重者出现五更泻。形寒怕冷,面色㿠白,精疲乏力,睡觉时露睛。

2. 治法 温肾健脾,涩肠止泻。

3. 方药　附子 3 g、干姜 3 g、肉桂 6 g、吴茱萸 6 g、党参 10 g、白术 12 g、茯苓 15 g、黄芪 10 g、升麻 3 g、炒薏苡仁 15 g、炒山药 15 g、诃子 6 g。方中附子、干姜、肉桂、吴茱萸温补肾阳;党参、黄芪、升麻补气而升发中阳;白术、茯苓、薏苡仁、山药健脾利湿;诃子涩敛固大肠。

第八节　心肌炎证治

心肌炎属于儿科常见病,学龄前儿童多见,是由各种病因引起的心肌局限性或弥漫性的炎性病变。病毒性心肌炎常继发于病毒性感冒、水痘、腮腺炎及病毒性腹泻之后,病毒由口鼻而入引起上述疾病后,7～10 天出现胸闷、心悸、乏力、出汗、深吸气或长叹息等症状,心电图检查可能出现期前收缩、ST－T 改变等情况;血沉、心肌酶谱可能升高。心肌炎的病情轻重不同,表现差异很大,轻者可无明显症状,重者可并发严重心律失常、心功能不全甚至猝死。所以发病后应注意休息,吃营养丰富的食物,及时治疗,以利心脏恢复。避免感冒,防止复发,反复发作可转变成慢性心肌炎,危害终生。

病毒侵犯心脏致心脉痹阻,心血运行不畅而出现心律失常,患儿自觉胸闷、胸痛、叹息、心慌、乏力、气短等。邪毒郁久可化火灼伤营阴致气阴两伤,临床中最常见邪毒攻心、心气不足、气阴两虚三型。

一、邪毒攻心

病初感受风热邪毒,从口鼻而入,蕴于肺胃,症见发热、咳嗽、汗出不畅、呕吐、腹泻等。继而邪毒由表入里,留而不去,内舍于心,侵及心脉,心失所养,故心悸、气短、脉结代。心脉痹阻,气血运行不畅,故胸闷胸痛。查体心率多快,一般大于 120 次/分,听诊心音低钝,查心肌酶谱升高,心电图异常。治宜祛邪扶正,解毒清热养心。方药:金银花 15 g、连翘 10 g、栀子 10 g、黄连 5 g、丹参 15 g、柏子仁 10 g、桔梗 10 g、甘草 6 g、石菖蒲 10 g。

二、心气不足

病毒侵犯心肌,未及时发现或失于治疗,一般病程大于 1 个月,患儿不发热,精神差,面㿠白或黄而不光泽,乏力懒动,纳呆。听诊心音低钝无力,心率缓慢,期前收缩多见,动态心电图一昼夜可见 1 000～2 000 个。此为心气虚的表现,治当补气养心调律。方药:黄芪 15 g、白术 10 g、茯苓 15 g、桂枝 5 g、党参 10 g、柏子仁 9 g、五味子 6 g、远志 6 g、炙甘草 5 g。

三、气阴两虚

由于邪毒郁久化热伤阴耗气,出现胸闷乏力,夜间睡觉时深吸气增多,烦热口渴,舌光红,心率快,有时有期前收缩。治当补气养阴、养心调律。方药:黄芪 10 g、党参 10 g、茯苓 15 g、沙参 10 g、麦冬 10 g、五味子 6 g、丹参 9 g、苦参 6 g、柏子仁 10 g、石菖蒲 9 g、炙甘草 3 g。

中医中药治疗心肌炎有一定优势,可提高有效率,降低死亡率,减少后遗症。

第九节　尿频证治

尿频是小儿常见病,临床以尿急、尿频为特征。常见两种情况:一属感染引起,即常说的尿路感染;二为神经性尿频。

一、感染性尿频

多由细菌从尿路上行感染,女孩多于男孩。中医学认为湿热蕴结下焦,使膀胱功能失常,气化失司。膀胱失约,尿出不畅而表现尿频。

1. 临床表现　起病急,小便频数赤短,且有尿道灼热疼痛,小腹坠胀。重者伴发热,口渴烦躁,舌质红,苔黄腻,脉数滑。尿常规检查可见白细胞、红细胞;血常规检查见白细胞、中性粒细胞升高。

2. 治法　清热利湿。

3. 方药　八正散加减:生地 10 g、木通 3 g、萹蓄 12 g、瞿麦 10 g、滑石

15 g、竹叶 6 g、金钱草 9 g、白茅根 12 g、车前草 10 g、连翘 10 g、甘草 3 g。

二、神经性尿频

多由素体虚弱,又遇外因恐吓、惊慌等情志因素引起。恐伤肾,肾主二便,司开合,肾虚不固,膀胱气化不能而失约则出现尿频。男孩多于女孩,5 岁左右最常见。

1. 临床表现　尿频时间较长,只有尿频而无尿痛灼热感,白天尿频,夜间不尿频。查尿常规正常。

2. 治法　补肾固摄。

3. 方药　五子衍宗汤加减:菟丝子 10 g、覆盆子 10 g、枸杞子 10 g、五味子 6 g、金樱子 6 g、山药 12 g、益智仁 10 g、桑螵蛸 10 g、甘草 3 g。

《诸病源候论·诸淋候》说:"诸淋者,由肾虚膀胱热也……肾虚则小便数,膀胱热则水下涩,数而且涩,则淋沥不宣,故谓之淋。"指出淋为肾虚膀胱热。而神经性尿频只有尿频,无尿涩痛,说明只有肾虚而无膀胱热,不属淋病。治疗只宜补肾固摄,不宜清利,故用五子衍宗汤治疗效佳。

第十节　多发性抽动症证治

多发性抽动症又称抽动—秽语综合征,多见于 4 ~ 10 岁儿童,常因精神刺激、情志波动、过于兴奋或突然惊吓而引起。临床上往往先出现面部多动:频繁眨眼、抽鼻子、咧嘴,继之耸肩、扭脖子、点头等,最后发展为抽动或抖动上肢、踢腿蹬脚,也有的出现腹部肌肉痉挛,严重者喉部发出奇特鸣叫,个别患儿秽语骂人,但只要接受治疗都可望痊愈,不治者抽动动作可带终身。治疗此病根据发作时多变、频繁的抽动表现,可归类于肝胆,因肝胆为枢机,肝胆郁热,或生痰湿则枢机不利,疏泄无权,致肝热升动太过则出现频繁抽动。临床所见类型大体分三种。

一、肝经郁热

不自主眨眼、抽鼻、龇牙、咧嘴、耸肩、点头,且情绪不稳定,易发脾气,烦躁易怒,口中自言自语等,学习成绩突然下降。舌尖红,苔白厚。治宜泻肝清热熄风。方选龙胆泻肝汤加减:龙胆草 10 g、栀子 6 g、黄芩 6 g、黄连 6 g、柴胡 9 g、泽泻 10 g、白芍 15 g、夏枯草 10 g、钩藤 12 g、生龙骨 15 g、甘草 5 g、大枣 3 枚。

二、阴虚肝旺

自幼肝火旺,易发脾气哭闹,肝热郁久伤阴,出现眨眼较频、摇头、抖肩,易心烦不能控制自己,舌尖红,苔少,手足心热。治当滋阴平肝。方药:生地 15 g、白芍 15 g、牡丹皮 12 g、羚羊角粉 1 g、栀子 6 g、天麻 6 g、钩藤 12 g、石菖蒲 10 g、生石膏 15 g、甘草 6 g。

三、痰热扰胆

多见自幼胆小,性格内向的儿童。由于胆气虚弱,胆木清静之腑,遇有精神刺激、恐吓致胆气郁而不达而生痰,痰热扰肝风动则抽动,痰热蒙窍则秽语。治当利胆化痰、镇肝熄风。方用温胆汤加味:陈皮 10 g、半夏 6 g、茯苓 15 g、枳壳 9 g、胆南星 6 g、竹茹 9 g、石菖蒲 10 g、远志 10 g、生龙齿 15 g、钩藤 15 g、甘草 3 g。

第十一节　紫癜证治

紫癜是小儿出血性疾病中的常见病症,以出血溢于皮肤黏膜之下形成瘀斑、瘀点,压之不褪色为特征。临床见紫癜出现的同时还常伴有衄血、便血、尿血。此病多见于学龄前儿童,3 岁以内尤常见。接受治疗者一般预后良好。现代医学分为过敏性紫癜和血小板减少性紫癜,二者虽同是出现紫癜,但发病原因不同,中医治疗方法亦不同。

一、过敏性紫癜

由某种致敏因素引起的反应,这种因素可能是外感、药物或食物,有的找不到过敏因素,与自身免疫有关。

1.临床表现 发病急,突然皮下出现红棕色皮疹,高出皮肤,严重者呈疱疹状,双下肢较多,有的至臀部,甚至面部都能见到,但分布特点为双侧对称。出血较重的患者可同时伴有肠道出血而表现腹痛,尿血时间长者可出现紫癜肾。血液检查见血小板正常,出凝血时间正常。

中医学认为此病属于血症、斑疹范畴。与《外科正宗·葡萄疫》中所描述的"葡萄疫,其患多生小儿,感受四时不正之气,郁于皮肤不散,结成大小青紫斑点……"相似。

2.病因病机 外邪入侵,热伏血分,或药食物致热毒搏于血分,灼伤脉络,迫血妄行,血不循经,渗于脉外,留于肌肤,积于皮下而成紫癜。甚者热毒内侵,化火动血,灼伤经脉,血离脉道,瘀于肠胃则腹痛便血;上损清窍则衄血,入脏伤络则尿血。

3.治法 清热解毒,凉血止血。

4.方药 羚羊角粉 1 g、牡丹皮 10 g、生地 15 g、金银花 20 g、连翘 15 g、黑栀子 6 g、紫草 10 g、丹参 10 g、白茅根 15 g、三七粉 2 g(冲)。

5.加减 腹痛便血者加地榆炭 9 g、元胡 9 g;尿血紫癜肾者加赤小豆 15 g、旱莲草 15 g。

多数病人属于实证,也有虚证,虚者与自身免疫低下有关,常见于自幼体弱,面黄肌瘦,抵抗力差,易感冒,或久病不愈,紫癜反复发作。治当补气养阴摄血。方药:黄芪 15 g、党参 10 g、白术 9 g、茯苓 12 g、西洋参 6 g、白芍 10 g、五味子 6 g、旱莲草 10 g、茜草 6 g、甘草 3 g。

二、血小板减少性紫癜

特发性血小板减少性紫癜,急性发作者婴幼儿多,且同时伴感染发热者多,病程一般 4～6 周,大多有自限性,预后良好。慢性患者见于年长儿童及学龄前儿童,病情时轻时重,可持续多年。其发病原因不明确。

1.临床表现 紫癜特点为皮肤黏膜广泛出血,四肢及全身可见大片出血斑,不高出皮肤,个别患者鼻出血、胃肠出血,颅内出血者少见。血液检查见血小板减少明显,出血时间延长,凝血时间正常。骨髓检测巨核细胞增加或正常。

2.病因病机　中医学认为,血为气之母,气为血之帅,气能生血、行血、统血、摄血,气血互相依存。气血调和则内荣脏腑,外循经脉,血随气行以荣周身。若先天禀赋不足,免疫低下,气血亏损,脾气虚不统摄血,阴血亏虚不能循经正常运行,乃易瘀阻,出现皮下瘀斑或皮下出血点。

3.治法　滋阴健脾,补气摄血。

4.方药　熟地12 g、龙眼肉10 g、旱莲草12 g、阿胶9 g、黄芪10 g、党参10 g、白术9 g、黄精10 g、当归9 g、仙鹤草10 g、三七粉1 g(冲)。

5.加减　急性发作并感染发热者,去熟地、龙眼肉,加连翘、白茅根、青蒿。

第六章　临床验方

一、风热感冒方

【组成】桑叶 10 g、薄荷 6 g、牛蒡子 5 g、金银花 15 g、连翘 10 g、大青叶 10 g、桔梗 10 g、杏仁 6 g、芦根 10 g、甘草 3 g。

【功效】疏风解表,清热利咽。

【主治】小儿感冒属风热袭表、表卫失和者。

【方解】本方仿《温病条辨》桑菊饮、银翘散组方。方中桑叶、薄荷、牛蒡子辛凉疏散风热为君,又能清利头目、解毒利咽;金银花、连翘气味芳香,既能清热解毒,又能疏散风热,助君药以散上焦风热,为臣药;大青叶加强清热解毒之力,桔梗宣肺利咽,善治音哑、咽痛之症,杏仁降气止咳,芦根善清透肺热,清热泻火又可生津,共为佐药;甘草为使调和诸药。全方共奏疏散风热、解表清热利咽之功。加减:伴发热者加柴胡、荆芥、青蒿解表退热;内热重者加黄芩、生石膏、赤芍等泄热凉血;伴伤食呕吐苔厚者加竹茹清热降逆止呕、焦三仙消食化积。

二、风寒感冒方

【组成】荆芥 6 g、苏叶 6 g、白芷 5 g、桑叶 9 g、菊花 9 g、大青叶 10 g、杏仁 6 g、前胡 10 g、桔梗 9 g、连翘 10 g、秦艽 6 g、甘草 6 g。

【功效】疏风解表,散寒止咳。

【主治】小儿感冒属风寒袭表、肺气失宣者。

【方解】本方疏散风寒之邪,解表利咽、宣肺止咳。方中荆芥、苏叶辛温解表、发散风寒为君;白芷辛温发表散风、芳香通窍为臣;桑叶、菊花辛凉疏散清肺;大青叶、连翘清热解毒、利咽消肿;杏仁、前胡降气止咳,桔梗发散宣肺,一升一降,调畅气机,恢复肺脏的宣肃功能;秦艽乃风药中之润剂,善祛风通络止痛,能解除感冒身痛等症,共为佐药;甘草为使调和诸药。诸药合用能使风祛寒散、毒解咳止。

三、高热神昏方

【组成】生石膏 25 g、知母 15 g、竹叶 6 g、黄芩 6 g、栀子 6 g、金银花 15 g、连翘 10 g、赤芍 10 g、牡丹皮 10 g、青蒿 12 g、石菖蒲 10 g、郁金 9 g、僵蚕 10 g、菊花 9 g、羚羊角粉 1 g(冲)、甘草 6 g。

【功效】清热泻火解毒,凉血熄风开窍。

【主治】小儿感冒后,邪气化热化火,热毒炽盛,或见内陷心包、热极生风之证。症见高热、神昏、抽搐等。

【方解】方中石膏、知母清热泻火除烦、解肌退热为君药;黄芩、栀子清热泻火解毒,竹叶清心泻火除烦,三药与石膏、知母相须为用,大清气热,釜底抽薪,牡丹皮、赤芍清热凉血,助石膏、知母清解营血热毒,共为臣药;金银花、连翘清热解毒,又能透热转气,青蒿清透热邪,退热效佳,羚羊角、菊花、僵蚕清肝热、平肝风,石菖蒲、郁金开窍醒神豁痰清心,共为佐药;甘草为使调和诸药。诸药合用清气凉营解毒、豁痰开窍平肝,可使高热退、神志清、抽搐止。

四、风热咳嗽方

【组成】桑叶 6 g、杏仁 6 g、前胡 10 g、桔梗 10 g、牛蒡子 5 g、黄芩 6 g、金银花 15 g、浙贝 10 g、鱼腥草 12 g、连翘 9 g、枇杷叶 6 g、甘草 3 g。

【功效】疏风清热,宣肺止咳。

【主治】小儿咳嗽属风热犯肺者。

【方解】本方轻清宣透以散邪,宣降肺气以止咳。方中桑叶甘苦性寒,既能疏散上焦风热,又能清宣肺热以止咳,为君药;杏仁苦降,肃降肺气,桔梗辛散,开宣肺气,二药同用,一宣一降,复肺脏宣降之功而止咳,为臣药;金银花、连翘、牛蒡子既能助君药疏散风热,又可清热解毒,前胡、枇杷叶宣降肺气、止咳化痰,黄芩清泻肺火,鱼腥草、浙贝清热化痰,共为佐药;甘草既可调和药性,护胃安中,又合桔梗利咽止咳,为使药。诸药相伍,使上焦风热得以疏散,肺气宣降恢复,咳嗽得愈。加减:风热表证著者加薄荷、荆芥疏风解表;咽痛者加青果、玄参、板蓝根清热解毒、利咽消肿;咳痰黄黏者加瓜蒌、桑白皮清热化痰。

五、痰热咳嗽方

【组成】炙麻黄 3 g、杏仁 6 g、生石膏 15 g、黄芩 9 g、桑白皮 12 g、葶苈子 10 g、炒苏子 10 g、金银花 15 g、鱼腥草 15 g、虎杖 15 g、桃仁 6 g、川贝 6 g、甘草 3 g。

【功效】清肺化痰止咳。

【主治】小儿咳嗽属痰热者。

【方解】本方是在麻杏石甘汤基础上酌加清热化痰药组成。方中炙麻黄宣肺止咳,生石膏清泻肺胃之热,宣清并用,既能宣散肺中风热,又能清宣肺中郁热,共为君药;杏仁、葶苈子、苏子降肺气以止咳化痰,与炙麻黄宣肺相配,宣降同使,调畅气机,为臣药;金银花、鱼腥草清热解毒,桑白皮、黄芩清泻肺火,川贝、虎杖、桃仁既能清热化痰,又可散结消瘀,可消肺中壅滞之热痰,共为佐药;甘草调和诸药为使药。诸药相伍,既能宣降肺气,又能清泻肺热、化痰止咳,起到清热化痰止咳之功效。加减:肺热重者,宜加重石膏用量;表邪偏重,无汗而恶寒者,石膏用量宜轻,酌加薄荷、苏叶、桑叶以助解表宣肺;痰黄黏者,宜加瓜蒌清热化痰。

六、咽炎咳嗽方

【组成】桑白皮 15 g、地骨皮 10 g、知母 10 g、玄参 10 g、板蓝根 15 g、青果 10 g、桔梗 10 g、牛蒡子 5 g、射干 9 g、连翘 12 g、僵蚕 9 g、赤芍 10 g、金银花 10 g、川贝 6 g、生甘草 3 g。

【功效】清泻肺热,利咽止咳。

【主治】小儿急、慢性咽炎咳嗽属肺经蕴热者。

【方解】此方仿《小儿药证直诀》泻白散组方。方中桑白皮清泄肺热、止咳平喘为君药;地骨皮、知母助桑白皮泻肺中伏火为臣药;玄参、板蓝根、青果、桔梗、牛蒡子、射干、僵蚕、连翘、金银花、甘草清热解毒,又能化痰散结利咽,赤芍活血化瘀,川贝润肺止咳、散结消肿,均为佐使药。加减:兼风热表证者,加薄荷、桑叶;肺热重者加黄芩;胃热重者加生石膏;腹泻者去玄参;热毒不重者去连翘、金银花;咳嗽日久肺虚阴伤者,去生石膏、知母,加沙参、麦冬。

七、喉炎咳嗽方

【组成】炙麻黄 3 g、杏仁 6 g、生石膏 20 g、桑叶 10 g、黄芩 9 g、蝉蜕 6 g、僵蚕 9 g、浙贝 12 g、鱼腥草 15 g、射干 9 g、桔梗 9 g、牛蒡子 6 g、甘草 3 g。

【功效】宣肺利喉,化痰解痉。

【主治】风热犯肺或肺经蕴热引起的喉炎咳嗽。表现为阵发性犬吠样咳嗽、声嘶、喉鸣、呼吸困难、夜间咳重或有发热等。

【方解】方以麻杏石甘汤辛凉宣泻,清肺止咳;桑叶疏风解表,辛凉宣肺;黄芩清肺胃之热,开其皮毛,使肺热得泻;蝉蜕、僵蚕疏风解痉,解除喉头痉挛;射干、桔梗、牛蒡子清热解毒利咽喉;浙贝、鱼腥草止咳化痰,软坚散结。诸药合用宣肺清热止咳,解毒利咽喉,解除喉肌痉挛。

八、秋燥咳嗽方

【组成】桑叶 10 g、杏仁 9 g、川贝 6 g、沙参 10 g、麦冬 10 g、百合 12 g、栀子 5 g、连翘 10 g、紫菀 6 g、款冬花 6 g、生甘草 3 g。

【功效】益阴清燥,润肺止咳。

【主治】燥热犯肺引起的咳嗽。表现为干咳无痰,或痰少而黏,或痰中带血丝,并伴有口干鼻燥、咽干喉痒、声音嘶哑,或身微热等,舌红苔薄而干,脉浮细数。临床可见于感冒,急、慢性支气管炎引起的咳嗽。

【方解】本方系桑杏汤与沙参麦冬汤合方加减,乃辛凉甘润之法。方中桑叶清宣燥热,透邪外出;杏仁、川贝宣利肺气、润肺止咳;沙参、麦冬、百合养阴生津、润肺止咳;栀子、连翘轻入上焦,清泄肺热;紫菀、款冬花润肺下气、化痰止咳;甘草清热解毒止咳又能调和诸药。诸药合用清热润燥、养阴润肺、止咳化痰。

九、肺虚久咳方

【组成】沙参 10 g、麦冬 9 g、五味子 6 g、桑白皮 9 g、地骨皮 9 g、百合 12 g、桔梗 9 g、紫菀 9 g、款冬花 6 g、炙百部 6 g、阿胶 6 g、杏仁 9 g、炒苏子 6 g、乌梅 6 g、诃子 5 g、甘草 3 g。

【功效】滋阴润肺,收敛止咳。

【主治】咳嗽日久,少痰或无痰,并有阴虚内热者。

【方解】咳嗽日久耗伤阴液,肺阴不足,阴虚火旺,可见手足心热、痰少、舌红少苔等症状。方中沙参、麦冬养阴清肺,能补肺阴,兼清肺热,为君药;紫菀、款冬花、百部润肺止咳化痰,为臣药;百合、阿胶滋阴润肺,五味子、乌梅、诃子味酸,可敛肺止咳、益气生津,桑白皮、地骨皮清泄肺热,杏仁、苏子降气止咳化痰,桔梗宣肺祛痰,为佐药;甘草调和诸药为使药。诸药合用滋阴清热、养阴润肺、敛肺止咳。

十、宣肺合剂(又名宣肺饮)

【组成】炙麻黄 3 g、杏仁 6 g、生石膏 15 g、桑白皮 12 g、黄芩 9 g、葶苈子 9 g、川贝 6 g、地龙 10 g、桃仁 6 g、鱼腥草 15 g、甘草 3 g。

【功效】宣肺清热化痰。

【主治】风热闭(犯)肺型或痰热闭(壅)肺型小儿肺炎、支气管炎。临床表现为咳嗽、发热、痰鸣、喘憋等。

【方解】本方以经方麻杏石甘汤加味。其中,麻黄宣肺,配仁辛开苦降,桑白皮、葶苈子、生石膏清泄肺热,鱼腥草、川贝清热化痰止咳,地龙平喘,桃仁活血化瘀。共奏宣肺平喘、化痰止咳之功。方中宣泻并用,通过一宣一泻来恢复肺泡的开合功能,从而提高肺泡张力;清化同施,通过清肺化痰平喘来消除肺部啰音。桃仁活血化瘀,可促进气行血畅瘀去络通。全方合之则使郁闭者宣通,气逆者下行;痰热得以清化,气机得以通调,呼吸顺畅则咳喘平复。这是孟老根据历代医家对小儿肺炎喘嗽的认识并参考国内各地儿科名家对小儿肺炎喘嗽的经验,根据肺炎"肺闭、痰阻、血瘀"的发病机理组方而成。

十一、哮喘方

【组成】炙麻黄 3 g、杏仁 9 g、生石膏 15 g、葶苈子 10 g、苏子 9 g、浙贝 10 g、白芥子 10 g、莱菔子 10 g、炒地龙 10 g、瓜蒌 15 g、胆南星 6 g、蝉蜕 6 g、甘草 3 g。

【功用】宣肺化痰,祛风解痉。

【主治】哮喘发作期属痰气交阻、肺失宣肃者。

【方解】本方由麻杏石甘汤合三子养亲汤加味而成。方以麻杏石甘汤宣肺平喘,三子养亲汤豁痰降气,葶苈子、瓜蒌、浙贝利肺气化痰,胆南星、地龙、蝉蜕解痉平喘。宣肺使肺气得以宣发,可化痰利气;豁痰降气使肺气得以下降;解痉可解除平滑肌痉挛,达到痰去喘平。全方共奏宣肺平喘、解痉去痰之功。

十二、哮喘调理方

【组成】沙参 10 g、麦冬 10 g、川贝 3 g、陈皮 9 g、茯苓 10 g、炒白扁豆 10 g、白芍 12 g、五味子 6 g、神曲 10 g、鸡内金 10 g、甘草 3 g。

【功用】润肺养阴,调理脾胃。

【主治】小儿哮喘缓解期属肺脾气阴两虚者。

【方解】孟老认为,小儿哮喘主要因为肺、脾、肾三脏虚损为主,但临床肺脾两脏气虚阴虚更易多见。小儿脾胃运化功能尚未健全,哮喘日久易引夹痰夹食,或肺热伤阴,皆致肺气难肃。因此在咳喘平息后,不忘调理肺脾,培土生金,则四季脾旺不受邪。该方系《温病条辨》沙参麦冬汤化裁而成。方中沙参、麦冬、川贝润肺止咳,陈皮、茯苓、白扁豆、神曲、鸡内金健脾消食化痰,白芍、五味子、甘草酸甘化阴、收敛肺气。全方补益肺脾、调理肺脾气机,达到减少哮喘发作之效果。

十三、百日咳方

【组成】夏枯草12 g、桑白皮10 g、地骨皮10 g、前胡9 g、苏子9 g、瓜蒌12 g、炙枇杷叶6 g、桔梗9 g、橘红6 g、半夏6 g、紫菀6 g、川贝5 g、百部9 g、甘草3 g。

【功效】泻肺平肝,涤痰镇咳。

【主治】百日咳痉咳期属痰火阻肺扰肝者。症见阵发性痉挛性咳嗽频发,咳甚呕吐,面目赤红,痰稠难咯。

【方解】孟老认为,百日咳痉咳期,顿咳频发,为肺热痰阻、肝火上炎、痰火交阻,部位在肺肝,故以夏枯草清泻肝火、熄风止痉,桑白皮、地骨皮清泻肺热,肝肺同治,为君药;降气化痰止咳之品选用前胡、苏子、瓜蒌、枇杷叶,伍桔梗宣肺祛痰,使肺脏宣降有序,共为臣药;橘红、半夏燥湿化痰,又能和胃止呕,治疗咳甚呕吐,川贝、百部、紫菀润肺化痰止咳,又防痰火熏肺、肺阴耗伤,甘草调和诸药,为佐使药。

十四、消食和胃方

【组成】焦三仙各9 g、炒莱菔子10 g、鸡内金10 g、陈皮6 g、半夏6 g、苍术6 g、藿香6 g、砂仁6、厚朴6 g、枳壳6 g、槟榔5 g、茯苓10 g。

【功效】消食化滞,和胃止呕。

【主治】食积停滞所致脘腹胀满、嗳腐吞酸、厌食呕吐、舌苔厚腻、脉滑等症。

【方解】食积之证,多因饮食不节,暴饮暴食所致。《素问·痹论》曰:"饮食自倍,肠胃乃伤。"若饮食不节,或过食生冷油腻之物,致食积内停,气机阻滞,胃失和降,而见以上诸症。此方由保和丸合平胃散加减化裁而成,方中重用消食化积之品,焦三仙中焦麦芽有很好地消化淀粉类食物的作用,焦山楂善于治疗肉类或油腻过多所致的食滞,焦神曲则利于消化米面食物,莱菔子下气消食,善消谷面之积,鸡内金消积滞、健脾胃,五药合用可以消化各种饮食积滞,为君药;半夏、陈皮行气化滞,降逆和胃而止呕,为臣药;苍术、藿香、砂仁运脾化湿、调中和胃,厚朴、枳壳、槟榔理气除胀、消积导滞,茯苓健脾淡渗,共为佐使药。

十五、和胃健脾方

【组成】藿香6 g、紫苏6 g、佛手6 g、陈皮6 g、半夏6 g、厚朴3 g、泽泻6 g、白扁豆10 g、茯苓10 g、车前子6 g、苍术9 g、生薏苡仁10 g。

【功效】健脾燥湿,理气和胃。

【主治】用于脾胃虚弱运化失职所致脘腹胀满、呕吐、呃逆、泄泻之症。

【方解】本方由藿香正气散化裁而来。方中半夏、陈皮行气化滞,降逆和胃而止呕;茯苓淡渗利湿,健脾以止泻;苍术健脾燥湿,藿香其气芳香,善行胃气,以此调中,有醒脾开胃之功;泽泻渗湿热,行痰饮,止呕吐、泻利;车前子消上焦火热,利湿止水泻;生薏苡仁健脾益胃,善治胃中积水;紫苏去寒解表,理气宽中,可解脘腹胀满。为兼顾儿童肝常有余、脾常不足的生理病理特点,方中加佛手疏肝理气,健胃和中;白扁豆健脾和中,消暑化湿。诸药合用健脾燥湿,和胃止呕,行气除胀。

十六、胃脘痛方

【组成】陈皮6 g、半夏6 g、茯苓6 g、白扁豆10 g、藿香9 g、豆蔻6 g、厚朴9 g、枳壳9 g、鸡内金9 g、砂仁6 g。

【功效】健脾和胃,芳香化湿,理气止痛。

【主治】脾失健运、湿邪阻滞、气机不畅所致的胃脘痛。

【方解】脾失健运,水湿内停,阻遏气机,则会出现胃脘痛、腹胀、恶心呕吐、纳少等症。方用藿朴夏苓汤加减。藿香,其气芳香,善行胃气,化湿浊,醒脾开胃;厚朴行气消积,燥湿除满;陈皮、半夏、茯苓健脾渗湿,理气和中,降逆止呕;砂仁、豆蔻温中行气止痛;白扁豆、鸡内金健脾消食化积;枳壳理气宽中除胀。诸药合用使脾气健运,水湿得化,气机通畅,胃脘痛止。

十七、湿热厌食方

【组成】葛根9 g、黄芩9 g、黄连5 g、竹茹9 g、枳壳9 g、陈皮6 g、半夏6 g、茯苓12 g、藿香6 g、白蔻仁6 g、厚朴9 g。

【功效】清热化湿,宣畅气机。

【主治】湿热蕴蒸、气机不利之厌食。症见饮食不香,自觉胃脘不适,口渴不欲饮,腹胀大便不爽,夜卧不宁,咀嚼磨牙,舌质红,苔黄腻,脉弦滑。

【方解】此方为葛根芩连汤合温胆汤加味化裁而成。葛根芩连汤清利湿热,黄连温胆汤清热燥湿、理气化痰、和胃利胆。方中葛根辛甘而凉,入脾胃经,既能解表,又能升脾胃清阳之气而治下利;黄连、黄芩清热燥湿、厚肠止利;竹茹、半夏降逆和胃燥湿;枳壳行气;陈皮理气燥湿;茯苓健脾渗湿、安神定志。孟老在两方基础上加厚朴行气化湿、温中止痛,藿香芳香化湿醒脾止呕,白蔻仁化湿行气,温中止呕。诸药配伍,辅以加减法,更显本方灵活。全方共奏清热化湿、宣畅气机之效,使湿热渐消,脾胃气机通畅,食欲恢复。

十八、清胃健脾汤

【组成】忍冬藤10 g、竹茹9 g、连翘10 g、焦山楂9 g、炒麦芽10 g、焦神曲9 g、焦槟榔9 g、炒莱菔子15 g、枳实9 g、大黄3 g。

【功效】清热导滞,通络和胃。

【主治】食热积滞、胃络受阻之厌食。厌食时间较短,有明显的伤食史或偏食史,症见厌食喜冷饮,恶心干呕,胃脘阵阵不适或疼痛,大便干,小便黄,舌质红,苔白厚或中间黄厚或垢苔,脉弦滑,指纹紫滞。

【方解】厌食时间较短,有明显的伤食史或偏食史。多见素体强壮的小儿,由于一次或多次过量食用肉食诱发。小儿"稚阴稚阳"之体,脾胃薄嫩,"饮食自倍,肠胃乃伤"。脾胃失运,食热积滞,胃络受阻。方中忍冬藤为忍冬的茎叶,可去忍冬花轻宣疏解之效,入胃经而甘寒清热,《重庆堂随笔》记载该药可"清络中风火实热,解温疫秽恶浊邪",故用之清胃经胃络之邪热,为君药;竹茹助忍冬藤清解胃热,又可降逆止呕,连翘芬芳轻扬,具有辛散之性,能和营调气,通达上下,清气血分之瘀热,清热散积而不伤正气,利湿不损阴,性平和而行三焦,寒而不凝,清而不伐,共为臣药;焦三仙、炒莱菔子、焦槟榔理气导滞,和胃消食,共为佐药;大黄、枳实荡涤肠胃,使已积滞化热的病理产物从肠道导出,积去滞消使胃络不受其阻,恢复脾升胃降的功能。全方共奏清热导滞,通络和胃之效。

十九、益气健脾方

【组成】党参 10 g、黄芪 12 g、白术 9 g、山药 10 g、茯苓 15 g、白扁豆 10 g、薏苡仁 15 g、炒谷芽 9 g、蝉蜕 6 g。

【功效】益气健脾,和胃调中。

【主治】中焦虚弱、胃不受纳之厌食。本证厌食时间较长,面黄肌瘦,少气懒言,甚者可伴有明显佝偻病体征:方颅、毛发稀软无光泽、额部高凸如半球状、鸡胸、串珠肋、贺氏沟,下午腹胀明显,大便不成形,时有完谷不化,舌质淡,苔薄白或白滑。多因素体虚弱或喂养不当或过食寒凉伤及脾胃阳气所致,脾阳虚运化无力、胃阳虚则不纳食。

【方解】方中党参、黄芪补益脾气为君药;白术、山药、茯苓、白扁豆、薏苡仁补脾健胃为臣药;谷芽消食和胃较麦芽柔和,且有补胃气之功,蝉蜕为蝉之外衣,蝉者饮风吸露、只进不出,现代医学药理研究分析认为蝉蜕含有大量蛋白质、氨基酸、有机酸,有利于改善肠黏膜的吸收作用,所以蝉蜕配补脾健胃药对治疗消化不良性腹泻或脾虚厌食症有特别的疗效,平中见奇,共为佐药。全方共奏健脾益气,和胃消食之功。

二十、养胃增液汤

【组成】沙参 10 g、玉竹 10 g、石斛 10 g、乌梅 6 g、白芍 9 g、甘草 3 g、天花粉 12 g、山药 15 g、郁李仁 10 g、大枣 3 枚。

【功效】滋阴养胃,益气生津。

【主治】胃阴虚、升降无力之厌食。症见纳差食少,口渴喜冷饮,大便干结,精神可,面色红,口干舌燥,舌质红少津,舌苔少而干或无苔,脉细数。病程较脾阴虚者短。

【方解】本证多见于热性病后高热耗阴,或暴吐泻后伤及胃阴。胃阴为人体本阴,本阴虚,脾胃升降无力故表现为纳呆。方中沙参、玉竹、石斛益胃生津,滋阴除烦为君药;乌梅、白芍、甘草酸甘化阴为臣药;天花粉养阴生津止渴,山药健脾益阴,郁李仁润肠通便共为佐药;大枣补脾益气,调和诸药为使药。全方具有滋阴养胃,酸甘化阴之功。

二十一、补脾阴方

【组成】太子参 10 g、玉竹 9 g、白扁豆 10 g、山药 10 g、茯苓 10 g、生薏苡仁 12 g、白芍 6 g、甘草 3 g、大枣 3 枚。

【功效】补脾益气,甘淡养阴。

【主治】脾阴虚、运化无源之厌食。症见食少纳呆,食后腹胀,手足烦热,口干不欲饮,大便时干时稀,舌质淡红少津,苔白少或地图舌,脉弦细。此型多见于素体脾虚,少食蔬菜水果,经常出现地图舌或吐泻日久的患儿,往往病程较长。

【方解】方中太子参甘苦温入脾经,益气补脾,补而不滞,药力柔和,且有助消化增食之功,玉竹养阴润燥,生津止渴,二者合用气阴双补共为君药;白扁豆、山药、茯苓甘淡平补脾胃气阴,薏苡仁健脾利水渗湿共为臣药;白芍、甘草酸甘化阴为佐药;大枣补脾益气,调和诸药为使药。全方甘淡平补,忌用寒凉滋腻和芳香醒脾之品。

二十二、湿热泻方

【组成】葛根 10 g、黄芩 6 g、黄连 3 g、金银花炭 6 g、竹叶 6 g、苏梗 6 g、

滑石 10 g、甘草 3 g、佩兰 6 g、厚朴 5 g。

【功效】清肠泄热,化湿止泻。

【主治】湿热泻。症见泄泻腹痛,泻下急迫,或泻而不爽,粪色黄褐,气味臭秽,肛门灼热,或身热口渴,小便短黄,苔黄腻,脉滑数或濡数。

【方解】本方为葛根芩连汤化裁而来。葛根芩连汤作为经典古方之一,源自《伤寒论》:"太阳病,桂枝证,医反下之,利遂不止,脉促者,表未解也,喘而汗出,葛根芩连汤主之。"原方原为主治太阳病误下后形成表邪未解,邪热内陷,出现下利、喘、脉促的太阳阳明合病的表里双解剂,具有表里双解,清热止利的作用。方中葛根辛甘而凉,入脾胃经,既能解表退热,又能升脾胃清阳之气而治下利,故为君药;黄连、黄芩清热燥湿、厚肠止利,故为臣药;甘草甘缓和中,调和诸药,为佐使药。孟老在原方基础上加厚朴,味辛、性温,行气化湿、温中止痛,佩兰芳香醒脾、止呕,苏梗理气宽中,滑石、竹叶清热利尿,除烦生津,金银花炭清热止泻。全方共奏清肠泄热,化湿止泻之功效。

二十三、寒湿泄泻方

【组成】藿香 6 g、半夏 6 g、陈皮 6 g、苍术 9 g、茯苓 10 g、佛手 6 g、厚朴 3 g、紫苏 6 g、车前子 6 g、泽泻 6 g、白扁豆 10 g、薏苡仁 10 g。

【功效】解表化湿,理气和中。

【主治】泄泻之寒湿证。症见泄泻清稀,甚则如水样,腹痛肠鸣,脘闷食少,苔白腻,脉濡缓。若兼外感风寒,则恶寒发热头痛,肢体酸痛,苔薄白,脉浮。

【方解】此方由藿香正气散化裁而来。藿香正气散为祛湿剂,具有解表化湿,理气和中之功效。主治外感风寒,内伤湿滞证,为夏月常见病证。风寒外束,卫阳郁遏,故见恶寒发热等表证;内伤湿滞,湿浊中阻,脾胃不和,升降失常,则为上吐下泻;湿阻气滞,则胸膈满闷、脘腹疼痛。临床常用于治疗急性胃肠炎或四时感冒属湿滞脾胃、外感风寒者。孟老在原方的基础上加减用药。方中藿香为君,既以其辛温之性而解在表之风寒,又取其芳香之气而化在里之湿浊,且可辟秽和中而止呕,为治吐泻之要药;半夏、陈皮理气燥湿,和胃降逆以止呕,苍术、茯苓健脾燥湿以止泻,共助藿香内化湿浊而止吐泻,俱为臣药;湿浊中阻,气机不畅,故佐以厚朴、佛手行气化湿,畅中行滞,且寓气行则湿化之义,紫苏辛温发散,助藿香外散风寒,尚可醒脾宽中,行气止呕,泽泻、车前子渗湿止泻,薏苡仁、白扁豆健脾利湿止泻。诸药合用,外散风寒与内化湿滞相伍,健脾利湿与理气和胃共施,使风寒外散,湿浊内化,气机通畅,脾胃调和,清升浊降,则吐泻自止。

二十四、肠炎腹泻方

【组成】苍术 9 g、白术 9 g、黄连 3 g、马齿苋 15 g、茯苓 10 g、猪苓 9 g、白扁豆 10 g、陈皮 6 g、甘草 3 g。

【功效】清热解毒,健脾利湿。

【主治】泄泻之脾虚湿热。症见腹泻,日 3~8 次不等,水样便,带黏液,发热或无热,神疲乏力,纳呆,小便量少。舌质红,舌苔白腻,脉滑数。大便常规白细胞呈阳性。

【方解】此证多为平素脾虚,感受湿热之邪而致的泄泻。孟老自拟肠炎腹泻方治疗。方中苍术辛、苦、温,归脾、胃、肝经,白术甘、苦、温,归脾、胃经,两药配合益气健脾、燥湿利尿为君药;黄连苦、寒,归心、脾、胃、胆、大肠经,马齿苋酸、寒,归肝、大肠经,二者清热燥湿、泻火解毒共为臣药;猪苓甘、淡、平,归肾、膀胱经,茯苓甘、淡、平,归心、脾、肾经,二者健脾利水渗湿,白扁豆甘、微温,归脾、胃经,补脾和中化湿,陈皮味苦、辛、温,归肺、脾经,理气健脾,燥湿化痰,共为佐药;甘草调和诸药为使药。全方共奏清热解毒,健脾利湿之效。

二十五、秋季腹泻方

【组成】葛根 9 g、黄连 3 g、藿香 6 g、苍术 6 g、茯苓 10 g、泽泻 6 g、车

前子6 g、炒谷芽6 g、白扁豆9 g、蝉蜕5 g。

【功效】和胃健脾,清热利湿。

【主治】秋季腹泻。病初一般都会出现感冒症状,如发热、轻咳、流涕、流泪,继之大便一日5~6次,多者10余次,大便黄色或绿色,最典型的为白色大便,有的患儿伴有呕吐、腹痛。大便常规检查无红、白细胞,有的可见脂肪球。

【方解】本病因病毒侵犯胃肠道黏膜使其充血水肿发炎而致湿热蕴于胃肠,脾胃功能失调则出现呕吐腹泻。本方以黄连、葛根为君药,黄连清热燥湿、泻火解毒,黄连味苦,性寒燥,其味厚气薄,可升可降,祛邪散热,荡涤肠胃,肃清神明,是其性之所长,尤长于清中焦之热,用于湿热阻滞中焦,气机不畅,且为治疗泻痢的要药。刘完素曰:"古方以黄连为治痢之最……诸苦寒药多泄,唯黄连性冷而燥,能降火去湿而止泻。"葛根性凉,味甘、辛,功能解肌退热、生津止渴、升阳止泻,如李杲曰:"干葛……治脾胃虚弱泄泻圣药也。"藿香、苍术芳香化湿、健脾燥湿为臣药,其中藿香辛、微温,归脾、胃、肺经,解暑化湿、辟秽和中,助黄连清利湿热,宣畅中焦阻滞之气机,苍术辛、苦、温,归脾、胃、肝经,燥湿健脾,因脾喜燥恶湿,水饮内蓄,则脾气不治,益脾渗湿,故取苍术补气健脾燥湿之功。茯苓、泽泻、车前子、白扁豆、炒谷芽为佐药,其中茯苓味甘性平,入肺脾肾三脏,功能淡渗利湿、补益脾胃,泽泻味甘性寒,《本草纲目》云:"味甘而淡,淡能渗泄,气味俱薄,所以利水而泄下。"脾胃有湿热,则头重而目昏耳鸣,泽泻渗去其湿,则热亦去,故以泽泻为佐,茯苓配伍泽泻,二者均为甘淡之品能引水下行通利膀胱,然茯苓性平,偏于健脾渗湿,泽泻性寒善泻肾及膀胱之热,以除下焦湿热,二药合用利水渗湿之功尤著,且能胜热用于治疗水湿停滞下焦之水肿、小便不利、泄泻等证属偏热者;车前子渗湿止泻;白扁豆、炒谷芽消食导滞,健脾开胃;蝉引风吸露,只进不出,取类比象,用蝉蜕治疗腹泻为佐使。诸药合用,有清热燥湿,健脾和胃,利湿止泻,解表退热之效。全方标本兼顾,清利、消积、健脾、和胃、升提、解表诸法并用。

二十六、健脾消食方

【组成】党参10 g、炒白术9 g、茯苓10 g、白扁豆10 g、山药10 g、炒神曲10 g、炒麦芽10 g、鸡内金9 g、白蔻仁6 g、厚朴10 g、木香3 g、枳壳9 g、泽泻6 g、蝉蜕6 g、大枣2个。

【功效】健脾消食,渗湿止泻。

【主治】脾虚伤食证。症见腹泻,大便质稀,有不消化食物残渣,味酸腐,不欲饮食,恶心无呕吐,乏力,少气懒言,腹胀痛时作,泄后痛减,小便调,舌淡苔薄腻,脉滑。

【方解】本证是由脾虚伤食所致。患儿平素中气不足,纳则不消,若不知节制,则致伤食而胃脘痞闷不舒,食而无味,厌食呕恶,肢体困倦,气短眩晕或腹痛腹泻,六脉微弱或滑,舌淡苔薄腻。方中党参、白术、茯苓益气健脾渗湿为君;山药、白扁豆助君药以健脾益气,渗湿止泻为臣药;神曲、麦芽、鸡内金消食和胃,白蔻仁理气宽中燥湿,厚朴、木香健脾行气,燥湿消积,枳壳理气宽中、行滞消胀,泽泻利水渗湿,共为佐药;叶天士云久泻乃"阳明胃土已虚,厥阴肝风振动",蝉蜕祛风解痉平肝止泻,大枣健脾和中,调和诸药,共为使药。综观全方,补中气,渗湿浊,行气滞,消食积,使脾气健运,湿邪、食邪得去,则诸症皆除。伤食虚证,脾虚为本,食积为标,只能补中有消,不可只消无补,犯"虚虚之戒"。

二十七、脾虚腹泻方

【组成】炒苍术10 g、茯苓15 g、炒白扁豆15 g、山药15 g、薏苡仁15 g、广藿香6 g、车前子9 g、炒谷芽9 g、焦神曲5 g、蝉蜕6 g。

【功效】健脾益气,助运止泻。

【主治】泄泻之脾虚证。症见大便时溏时泻,迁延反复,完谷不化,饮食减少,食后脘闷不舒,稍进油腻食物则大便次数增多,尿少,面色萎黄,身重胸满,神疲倦怠,舌淡苔白,脉细弱。

【方解】多见于素体脾虚、佝偻病的患儿。脾胃虚,脾阳虚者居多。脾虚运化无力,稍多食或纳不易消化食物即泻。脾为气血生化之源,水谷精微不吸收、不布散,气血无源则面黄肌瘦、乏力懒动、方颅发稀,甚则出现鸡胸串珠、贺氏沟。方中苍术燥湿止泻,茯苓益气补脾为君药;山药、白扁豆、薏苡仁健脾化湿共为臣药;藿香芳香化湿,理气消食助运,车前子淡渗利湿,取"利小便所以实大便"之义,炒谷芽、焦神曲消食化积,共为佐药;叶天士云久泻乃"阳明胃土已虚,厥阴肝风振动",用蝉蜕祛风解痉平肝为使药。脾健湿除而泻止。

二十八、脾肾阳虚泻方

【组成】附子3 g、干姜3 g、党参10 g、炒白术6 g、补骨脂6 g、益智仁6 g、苍术9 g、茯苓10 g、薏苡仁10 g、肉桂3 g、鸡内金6 g、诃子5 g。

【功效】补脾温肾,固涩止泻。

【主治】泄泻之脾肾阳虚证。症见形寒肢冷,面色㿠白,腰膝酸软,腹中冷痛。久泻久痢,五更泄泻,下利清谷。小便不利,肢体浮肿,甚则腹胀如鼓,或见小便频数,余沥不尽,或夜尿频多。舌淡胖或边有齿痕,舌苔白滑。脉沉细无力。

【方解】脾肾阳虚泻,小儿泄泻证型之一。多见于自幼喂养不当,或者患肠炎后延误治疗,使之久泻不愈。久泻则脾阳虚,脾阳依赖肾阳和煦,脾阳虚久必伤肾阳,致命门火衰。此方由附子理中丸加味而来,其中附子、干姜大辛大热,温中散寒为君药;党参甘温入脾,补气健脾,白术健脾燥湿,补骨脂补肾壮阳、温脾止泻,益智仁暖肾温脾开胃,苍术、茯苓、薏苡仁燥湿健脾止泻,共为臣药;肉桂补火助阳、散寒止痛、温经通脉、引火归原,鸡内金健脾消食,诃子收敛固涩止泻,共为佐使。全方共奏补脾温肾,固涩止泻之效。

二十九、湿热痢方

【组成】酒黄芩6 g、黄连3 g、厚朴6 g、地榆6 g、山楂6 g、马齿苋10 g、白头翁9 g、白芍6 g、桔梗6 g、枳壳3 g。

【功效】清利热湿、解毒导滞。

【主治】湿热痢。症见腹痛，里急后重，下痢赤白黏冻，肛门灼热，小便短赤，或有恶寒发热，心烦口渴，苔多黄腻，脉象滑数或濡数。

【方解】急性菌痢属中医学"湿热痢"范畴，病机为湿热邪毒蕴壅肠中，脉络受灼，血败肉腐而溃烂成疡。湿热邪毒壅结大肠，热伤血络，则便下脓血；久热蕴结，气滞不通而腹痛、里急后重；热气下迫，则肛门灼热。治疗遵"痢无补法"，治宜清利热湿、解毒导滞，以通为用，佐以调和气血。方中黄芩、黄连苦寒清热燥湿，泻火解毒，共为君药；厚朴燥湿下气除满，泻肠胃之火，地榆清热凉血止血，山楂消积化滞，行瘀止痛，白头翁、马齿苋清热解毒、凉血止痢，善治热毒赤痢，共为臣药；桔梗开宣肺气，枳壳破气消积除痞，二者相伍，升降气机，有"通肺利膈下气"之效，白芍酸寒泄热，敛阴和营，缓急止痛，"气调则后重自除，血和则脓血自愈"，共为佐使药。综上各药，具有清热燥湿，凉血止血，解毒养阴，缓急止痛，敛溃愈疡之功。

三十、腹痛方

【组成】马齿苋10 g、陈皮9 g、炒枳壳9 g、延胡索9 g、鸡内金10 g、焦山楂9 g、白豆蔻9 g、砂仁6 g、炒白术9 g、茯苓10 g、甘草3 g。

【功效】行气止痛，健脾消食。

【主治】肠系膜淋巴结炎、肠痉挛、饮食积滞、胃肠功能紊乱所致的腹痛。

【方解】马齿苋清热解毒、散血消肿，陈皮、枳壳为一组药对，陈皮性温，枳壳偏寒，二者合用克服温燥伤阴之弊，共奏行气化痰燥湿之功；延胡索辛散温通，理气止痛，既入血分又入气分，气畅血行，通则不痛；砂仁、白豆蔻芳香化浊，行气止痛；焦山楂、鸡内金消食导滞；炒白术、茯苓健脾益气。全方共奏行气止痛，健脾消食之功。

三十一、遗尿方

【组成】益智仁 10 g、熟地 12 g、山药 15 g、山萸肉 9 g、桑螵蛸 10 g、覆盆子 10 g、五味子 6 g、金樱子 5 g、桑葚 6 g。

【功效】补肾固摄。

【主治】遗尿证属肾虚下元不固者。

【方解】本方是孟老治疗遗尿的基本方,由六味地黄丸合缩泉丸加减化裁而成。遗尿的发生和肾、脾、肺三脏功能不完善有关,尤其和肾脏关系密切,故此方主补肾。肾为先天之本,主水,职司二便,和膀胱互为表里,肾气虚弱,膀胱虚冷,不能制约,故遗尿。方中桑螵蛸、覆盆子、金樱子固精缩尿,益肝肾;熟地、桑葚补血养阴、填精益髓,山萸肉补益肝肾、收敛固涩,益智仁暖脾温肾、固精缩尿,山药补益肺脾肾三脏,五味子敛肺滋肾、涩精止泻、安心宁神。诸药配伍,能补肾益精,固涩缩尿。以上诸药皆入肾经,有的兼入肺、脾经,是治疗遗尿的主要药物,临证时,可根据患者的具体情况,经辨证在此方基础上加减。若患儿平素痰湿内蕴,合用温胆汤;脾肺气虚,上虚不能制下者,加党参、黄芪、白术、茯苓等药;肝胆湿热较重,合用龙胆泻肝汤。遗尿的患儿一般睡觉较沉,难以唤醒,常加石菖蒲、远志以化痰开窍,现代药理研究亦证实,石菖蒲、远志对中枢神经有调节作用。

三十二、急性肾炎方

【组成】木贼 9 g、金银花 10 g、连翘 10 g、赤小豆 10 g、浮萍 6 g、猪苓 10 g、泽泻 9 g、五加皮 9 g、陈皮 9 g、石苇 6 g、芦根 6 g。

【功效】疏风解表,利水消肿。

【主治】小儿急性肾炎证属外邪袭表,湿热蕴结,三焦气化不利者。水肿自眼睑开始,以头面部肿为主,迅速蔓及全身,皮肤光亮,按之凹陷随手而起,尿短赤,微恶风寒或伴发热,咽红咽痛,骨节酸痛,鼻塞咳嗽,舌质淡,苔薄白或薄黄,脉浮。

【方解】急性肾炎属中医"水肿"范畴,早在《素问·汤液醪醴论篇》就有"平治于权衡,去菀陈莝……开鬼门、洁净府"的治则。此方仿麻黄连翘赤小豆汤合五苓散加减组方,方中木贼疏散风热,金银花、连翘疏散风热,清热解毒,浮萍解表兼有利尿消肿之功,使在表之水邪从汗而解;猪苓利水渗湿,《本草纲目》曰"开腠理,利小便",故兼有解表之效,浮萍与之相使为用;泽泻利水渗湿,泄热;猪苓、泽泻助宣肺利水消肿。赤小豆健脾利水,清利湿热,攻补兼施;五加皮补肝肾,利水;陈皮理气健脾,燥湿;石苇清肺凉血,利尿通淋;芦根清热泻火,生津利尿。使在里之水邪从小便而去。诸药合用疏风散邪、清热利湿、利水消肿、表里兼治。

三十三、慢性肾炎方

【组成】太子参 10 g、白术 10 g、茯苓 10 g、芡实 10 g、薏苡仁 15 g、陈皮 9 g、五加皮 10 g、大腹皮 6 g、生姜皮 2 g、桂枝 3 g、猪苓 10 g、泽泻 9 g、山药 15 g、紫河车 2 g。

【功效】健脾益肾,利水消肿。

【主治】小儿慢性肾炎证属水湿困脾,脾阳不振,脾肾亏虚者。小儿全身水肿,以下肢明显,按之深陷难起,身体困重,神疲乏力,面白无华,畏寒肢冷,纳呆,便溏,小便量少,可伴有恶心呕吐,甚至胸水、腹水,舌淡胖或舌边有齿痕,苔白腻,脉沉细。病程一般较长,病史发展缓慢。

【方解】此方仿《幼科金针》五皮饮合五苓散加减组方。方中太子参补气健脾;白术补气健脾利水渗湿,脾健以制水;茯苓、薏苡仁健脾利水渗湿,二者相须为用;芡实益肾固精,健脾止泻祛湿;陈皮理气健脾,燥湿;五加皮补肝肾,利水;大腹皮行气宽中,利水消肿;生姜皮温中止呕;桂枝温通经脉,助阳化气行水;猪苓利水渗湿;泽泻利水渗湿,泄热;山药益气养阴,补脾肺肾;紫河车补肾益精,养血益气。全方补气健脾益肾以利水消肿。

三十四、癫痫方

【组成】陈皮 9 g、半夏 6 g、茯苓 10 g、胆南星 6 g、竹茹 6 g、枳壳 9 g、

白芍 9 g、郁金 6 g、石菖蒲 9 g、全蝎 5 g、僵蚕 6 g、磁石 9 g、牡蛎 10 g、远志 6 g、炒酸枣仁 10 g。

【功效】豁痰开窍，宁心安神。

【主治】小儿癫痫证属痰浊上犯、蒙蔽心窍者。临床表现为平素痰湿较重，发作时痰涎壅盛，喉间痰鸣，口吐涎沫，牙关紧闭，不省人事，四肢抽搐，项背强直，两目上视，常常反复发作，可自行缓解，醒后如常，日久不愈，舌淡苔白腻，脉弦滑。

【方解】此方以温胆汤为基础方加减而成。方中陈皮、半夏燥湿化痰；茯苓健脾安神；胆南星清热化痰，息风定惊；竹茹清热化痰，除烦宁心；枳壳行气化痰；郁金清心安神；石菖蒲化浊开窍；磁石、牡蛎镇静安神；全蝎、僵蚕、白芍合用以柔肝息风止痉；远志、炒酸枣仁养血除烦，宁心安神。

三十五、梦游症方

【组成】党参 10 g、黄芪 10 g、茯苓 15 g、山药 12 g、当归 9 g、川芎 6 g、陈皮 6 g、竹茹 9 g、白芍 9 g、郁金 6 g、石菖蒲 9 g、远志 6 g、酸枣仁 10 g、生龙骨 15 g、炙甘草 3 g。

【功效】健脾化痰，理气解郁。

【主治】肝气郁滞、脾虚痰扰型梦游症。临床表现为梦游，胆小易惊，夜间梦多，精神不振，目光呆滞，面黄形瘦，食欲不振，舌质淡红，苔白厚腻或黄厚腻，脉弦数或滑数等症。

【方解】方以党参、黄芪、茯苓、山药健脾益气，顾护后天之本，培土以杜生痰之源；陈皮、竹茹理气化痰除烦；石菖蒲、远志祛痰开窍，又能安神益智；白芍、当归、酸枣仁养护肝体，体阴而用阳，防伤肝阴肝血；郁金、川芎行气解郁疏肝，体现肝用；酸枣仁、远志、生龙骨安神镇静定志；甘草调和诸药。特别需要指出本方用当归之意，《本草汇言》云："诸病夜甚者，血病也，宜用之。"孟师认为梦游症为夜间发病，加当归用之效佳。

三十六、腮腺炎方

【组成】黄芩 6 g、龙胆草 6 g、连翘 10 g、夏枯草 10 g、升麻 3 g、柴胡

9 g、僵蚕 10 g、桔梗 10 g、玄参 10 g、板蓝根 15 g、牛蒡子 5 g、荆芥 6 g、薄荷 6 g、甘草 3 g。

【功效】疏风透热，清热解毒，消肿散结。

【主治】热毒蕴结型腮腺炎。症见发热，头面部、颈部等处肿胀疼痛。

【方解】本方宗《东垣试效方》普济消毒饮化裁而成。方中黄芩、龙胆草、连翘、夏枯草，苦寒直折，清热解毒，清泻肝胆实火，导热下行；升麻、柴胡、连翘、僵蚕、牛蒡子、荆芥、薄荷等疏风透热，清宣解毒；僵蚕、桔梗、玄参、板蓝根、牛蒡子、甘草清解咽喉头面热毒。值得指出的是柴胡入少阳经、升麻入阳明经，二药同用可引药上行作用于头面部，为引经药。全方清宣同施，散邪外出。

三十七、唇风方

【组成】藿香 9 g、荆芥 6 g、当归 6 g、桃仁 9 g、白芍 10 g、栀子 3 g、生石膏 10 g、防风 6 g。

【功效】清热化湿，疏风散邪。

【主治】小儿唇风证属脾胃湿热者。症见唇周皮肤红肿、痛痒、干裂，或不时咬唇、舔唇，舌质红，苔黄厚或腻，脉滑数。

【方解】本方由《小儿药证直诀》泻黄散加减化裁而来。方中藿香芳化脾胃湿热，振复脾胃气机，石膏泻脾胃积热，栀子苦寒通利三焦湿热，导热下行，共为君药；荆芥、防风疏风散邪，升散脾经伏火，蕴"火郁发之"之旨，为臣药；当归、桃仁、白芍养血、活血、调血、润燥，合"治风先治血，血行风自灭"之义，为佐使药。诸药合用清热化湿以散风邪。

三十八、面瘫方

【组成】当归 6 g、川芎 3 g、白芷 3 g、僵蚕 6 g、胆南星 6 g、羌活 6 g、桑寄生 6 g、细辛 3 g、陈皮 6 g、半夏 6 g、蝉蜕 3 g、全蝎 3 g。

【功效】祛风解表，通络止痉。

【主治】小儿面瘫证属风邪初中经络，口眼歪斜者。本病以口眼歪斜为主要特点，多发为一侧面部肌肉板滞，麻木，额纹消失，眼裂变大，闭目露睛，流泪，鼻唇沟变浅，口角下垂偏向健侧，病侧不能皱眉蹙额、闭目、示齿、鼓颊，部分伴有初时而后疼痛或者味觉减退、听觉过敏等；舌淡，苔薄，脉浮紧。

【方解】此方以川芎茶调散合牵正散加减组方。方中当归补血活血，"治风先治血，血行风自灭"；川芎活血行气，祛风；白芷解表祛风，尤以善散阳明经风湿之邪，《本经》云："寒热，风头侵目泪出。"全蝎、僵蚕息风止痉，化痰通络；胆南星清热化痰，息风定惊；羌活解表散寒，祛风胜湿；桑寄生祛风除湿，补肝肾；细辛祛风解表散寒；陈皮、半夏燥湿化痰以通络；蝉蜕祛风止痉。诸药合用，祛风散寒，化痰通络，熄风止痉，风去痰消，经络通畅，诸症可愈。

三十九、散结方

【组成】板蓝根 15 g、夏枯草 15 g、金银花 15 g、蒲公英 15 g、玄参 10 g、炒僵蚕 10 g、浙贝 12 g、生牡蛎 15 g、海藻 6 g、昆布 6 g、柴胡 10 g、陈皮 6 g。

【功用】清热解毒，消肿散结。

【主治】急、慢性淋巴结炎及各种疮疡疖肿证属热毒蕴结者。

【方解】此方系普济消毒饮化裁而来。方中板蓝根、夏枯草、金银花、蒲公英清热解毒；夏枯草更能清颜面肝经循行部位之热，宗《内经》"火郁则发之"之义；玄参、僵蚕解毒利咽散结；生牡蛎、海藻、昆布咸寒软坚散结；柴胡为引经药；陈皮理气散结，其意在解毒、理气、散结。临床用于急、慢性颈部、颌下淋巴结炎，每获良效。

四十、紫癜方

【组成】黄芪 10 g、白术 9 g、党参 10 g、茯苓 10 g、当归 9 g、龙眼肉 6 g、生地 10 g、牡丹皮 6 g、白芍 10 g、阿胶 6 g、旱莲草 9 g、仙鹤草 6 g、丝瓜络 6 g、炙甘草 3 g。

【功效】健脾益气，养血止血。

【主治】过敏性紫癜气不摄血型。常见于反复发作的过敏性紫癜及过敏性紫癜恢复期。

【方解】久病不愈，气虚不能摄血，故紫癜反复出现。此方由归脾汤加减而来，方中党参、黄芪、白术、甘草、茯苓益气补脾以生血，当归、龙眼肉补血养心，意在心脾双补，复二脏生血、统血之职，共为君臣之药；生地、牡丹皮、白芍、阿胶养血补血凉血，旱莲草、仙鹤草凉血止血，丝瓜络通经活络、凉血止血，可防止君药臣药甘温太过有动血之虞，共为佐使之用。全方配伍补气健脾，养血以摄血。

四十一、荨麻疹方

【组成】生地 12 g、丹参 10 g、牡丹皮 9 g、赤芍 9 g、白鲜皮 9 g、荆芥 6 g、地肤子 6 g、蝉蜕 6 g、生石膏 12 g、地骨皮 9 g、苦参 9 g、生薏苡仁 15 g。

【功效】疏风止痒，凉血活血，清热利湿。

【主治】急性荨麻疹证属风热夹湿入络者，或慢性荨麻疹急性发作。

【方解】此方系孟老治疗荨麻疹的常用方。荨麻疹主要由风邪夹寒、夹热、夹湿或素体虚弱、气血不足，遇风邪侵袭，蕴于肌腠而发。方中荆芥、蝉蜕、地肤子、白鲜皮疏风散邪，祛风止痒；生地、赤芍、牡丹皮、丹参清热凉血、活血通络，宗"治风先治血，血行风自灭"之旨；生石膏、地骨皮清热；苦参清热燥湿，薏苡仁健脾渗湿。临证时应详辨虚证、实证或虚实夹杂证，根据不同的证候类型，加减治疗。

四十二、猩红热方

【组成】金银花 15 g、连翘 10 g、赤芍 10 g、牡丹皮 10 g、板蓝根 15 g、生地 15 g、玄参 12 g、紫花地丁 10 g、黄连 5 g、桔梗 9 g、牛蒡子 5 g、马勃 5 g、生甘草 3 g、羚羊角粉 1 支(冲)。

【功效】清热解毒凉血，利咽消斑。

【主治】猩红热证属邪毒化火,燔灼气血者。

【方解】金银花、连翘清热解毒消肿为君;赤芍、牡丹皮清热凉血、消斑为臣;板蓝根、炒牛蒡子、桔梗、马勃清热解毒、凉血利咽,生石膏、黄连清热泻火,玄参清热凉血、解毒滋阴,紫花地丁清热解毒散结,羚羊角粉凉血熄风、清热解毒,共为佐药;生甘草调和诸药。全方配伍清热凉血以解毒消斑。

四十三、水痘方

【组成】金银花 15 g、连翘 9 g、黄芩 9 g、栀子 6 g、藿香 6 g、佩兰 9 g、滑石 15 g、蒲公英 10 g、桔梗 9 g、杏仁 6 g、蝉蜕 6 g、赤芍 6 g、牡丹皮 9 g、生甘草 6 g。

【功效】清热解毒利湿,祛风凉血。

【主治】水痘证属风热侵袭,邪毒挟湿者。

【方解】孟老认为清热解毒利湿为治疗水痘的总则。方中金银花、连翘辛凉解表、清热解毒为君;黄芩、栀子清热燥湿、泻火解毒为臣;藿香、佩兰解表化湿,滑石清利湿热,蒲公英解毒利湿,皆针对湿邪;桔梗、杏仁宣肺利咽,载药上行;蝉蜕疏风止痒,又助祛除在表之风邪;赤芍、牡丹皮清热凉血,共为佐药;生甘草调和诸药为使。全方配伍清热解毒凉血而利湿祛痘。

四十四、手足口病方

【组成】金银花 15 g、连翘 15 g、藿香 9 g、桔梗 6 g、黄芩 9 g、板蓝根 15 g、栀子 6 g、赤芍 6 g、滑石 15 g、竹叶 9 g、甘草 6 g。

【功效】疏风清热解毒,凉血化湿利咽。

【主治】小儿手足口病证属外感风毒湿热之邪,邪毒炽盛者。

【方解】本方为孟老治疗手足口病的常用方。《小儿卫生总微论方·唇口病论》云:"风毒湿热,随其虚处所者,搏于血气,则生疮疡。"指出本病病因为感受风毒湿热之邪,故风毒湿热常互结而发。方中金银花、连翘疏风清热解毒为君;藿香芳香解表化湿为臣;板蓝根、桔梗清热解毒利咽,黄芩、栀子清热泻火解毒,赤芍、栀子清热凉血,滑石、竹叶清热利湿,使湿从小便而解,共为佐药;生甘草调和诸药为使。诸药合用疏风清热凉血利湿使热毒而去。

四十五、胎黄方

【组成】茵陈 10 g、栀子 3 g、连翘 6 g、滑石 10 g、竹叶 6 g、灯芯草 1 g、甘草 3 g。

【功效】清热利湿退黄。

【主治】小儿胎黄证属湿热蕴脾者。症见面黄、目黄、小便黄,黄色鲜明等。

【方解】此方由《伤寒论》中茵陈蒿汤加减化裁而来,方中茵陈清热利湿退黄为君,臣以栀子清热降火,通利三焦,引湿热之邪自小便而出,连翘清热解毒;佐以滑石、竹叶、灯芯草,清热通利小便;甘草调和诸药为使。全方清热解毒利湿以退黄疸。

第七章 验案精粹

第一节 咳 嗽

一、咽炎咳嗽案

胡某某,男,4岁。2013年12月5日初诊。

主诉:咳嗽2周。

患儿2周前因感受风寒引起发热、恶寒、咳嗽、流涕,就诊于外院,予服氨酚烷胺颗粒、小儿止咳糖浆等,热退,但咳嗽持续。来诊时咳嗽阵作,以晨起、临睡前及活动后较重,伴咽痒,清嗓频繁,痰少不易咯出,口渴,时有口臭,食欲欠佳,大便干结,2日1次,小便如常。查咽部充血明显,咽后壁滤泡增生,心肺(-),舌质红,苔黄。中医诊断:咳嗽(肺胃蕴热);西医诊断:急性咽炎。此为肺胃蕴热之咽炎咳嗽,治宜清泻肺热、利咽止咳、清胃消食,予咽炎咳嗽方加减。

处方:桑白皮10 g、地骨皮10 g、知母10 g、玄参10 g、板蓝根15 g、青果10 g、桔梗6 g、牛蒡子10 g、射干6 g、连翘10 g、僵蚕10 g、赤芍10 g、金银花10 g、川贝3 g、甘草3 g、黄芩10 g、炒莱菔子10 g、生石膏30 g。4剂,水煎服。嘱:饮食清淡,忌食辛辣、甜咸、油腻食物。

2013年12月9日二诊:咳嗽减轻,晨起及活动后单声咳嗽,咽痒减,时有清嗓,痰少不易咯出,无口臭,食欲欠佳,大便偏稀,1日1~2次,小便如常。查咽部充血,咽后壁滤泡增生,舌质红,苔薄黄。上方去玄参、牛蒡子、炒莱菔子、生石膏,加茯苓10 g、鸡内金3 g、炒谷芽10 g、焦神曲10 g,3剂,水煎服。

2013年12月12日三诊:已无咳嗽,偶有清嗓,无咽痒,无痰,食欲好转,二便调。查咽淡红,咽后壁滤泡略有增生,舌质红,苔薄黄。上方去金银花,继进4剂而愈。

【按语】咽炎咳嗽临床常见,表现为刺激性咳嗽,干咳无痰或少痰,咽痒,清嗓等症,稍大的患儿可自觉咽中有物,吐之不出,咽之不下,咳前咽痒,清嗓,有明显异物刺激感,接着阵发性咳嗽,以晨起或夜间睡前为重,每遇感冒伤风病情加重,在急性发作时,可因剧烈咳嗽而引起恶心呕吐。咳嗽持续,发作日久,有迁延为慢性咽炎之虞。治疗咽炎咳嗽,需辨病与辨证相结合,在辨证的基础上加利咽引经药。

咽通于胃,喉通于肺,咽喉为肺胃之门户。此儿感受外邪,首犯肺卫,表现发热咳嗽等症;肺胃经络相连,又有"聚于胃关于肺"之古训,小儿脾常不足,易于食积,故肺胃常相兼为病。肺胃有热,上壅咽喉,而有咳嗽、咽痒、清嗓等症。四诊合参,辨为肺胃蕴热之咽炎咳嗽,治宜清泻肺热、利咽止咳、清胃消食,予咽炎咳嗽方加减。本方为孟老常用方剂,方中桑白皮清泻肺热,止咳平喘;地骨皮、知母协助桑白皮泻肺中伏火;玄参、板蓝根、青果、桔梗、牛蒡子、射干、僵蚕、连翘、金银花、甘草清热解毒化痰、散结利咽,赤芍活血化瘀,川贝润肺止咳、散结消肿。此儿肺胃热重加黄芩、生石膏,有饮食积滞加莱菔子。辨证正确,药证相应,故而效佳。然患儿素体脾胃不足,不耐清泻之品,用药后出现便溏,故二诊时去玄参、牛蒡子以防滑泻,胃热减食滞轻而去炒莱菔子、生石膏,加茯苓、鸡内金、炒谷芽、焦神曲健脾和胃,培土生金,守方而愈。

二、喉炎咳嗽案

张某某,男,6岁。2013年12月9日初诊。

主诉:发热 2 天,咳嗽声嘶 1 天。

患儿 2 天前受凉后出现发热、流涕,在家自服"好娃娃"感冒颗粒、清开灵后流涕消失,但仍发热,近一日又出现咳嗽声嘶,急来我院。来诊时咳嗽阵作,呈犬吠样,夜间加重,声音嘶哑,有痰不易咯出,时咽痒,纳食可,二便调。查其面红,咽充血,双扁桃体Ⅰ°,心肺(-),舌质红,苔黄。中医诊断:咳嗽(外感风热,邪热壅肺);西医诊断:急性喉炎。此为外感风热,邪热痹阻咽喉,侵及肺经,肺气失宣,肺气不利而致咳嗽呈犬吠样,声音嘶哑。病位在喉,病邪为风,故咽痒。邪热炼液而为痰。属外感风热邪热蕴肺之咳,治以宣肺化痰、解痉利喉。予喉炎咳嗽方加减。

处方:炙麻黄 3 g、杏仁 6 g、生石膏 20 g、桑叶 10 g、黄芩 9 g、蝉蜕 6 g、僵蚕 9 g、浙贝 12 g、金银花 10 g、青蒿 15 g、鱼腥草 15 g、射干 9 g、桔梗 9 g、牛蒡子 6 g、枇杷叶 6 g、甘草 3 g。免煎颗粒,3 剂,水冲服。

2013 年 12 月 12 日二诊:热退,咳嗽明显减轻,无声音嘶哑及犬吠样咳嗽,痰少,无咽痒及咽痛,纳眠可,二便调。查其咽充血,心肺(-),舌质红,苔薄黄质干。此乃风邪已去,热毒渐清,肺热伤阴,治以清肺利咽养阴,上方去金银花、青蒿、牛蒡子加桑白皮 10 g、川贝 2 g、百合 10 g,4 剂后诸症皆愈。

【按语】此患儿之咳表现为喉炎咳嗽。喉炎咳嗽的主要特点为阵发性犬吠样咳嗽,声嘶、喉鸣、呼吸困难、夜间咳重,查体见咽部充血。喉炎严重者可出现喉头水肿、呼吸困难等严重情况,应紧急治疗,必要时中西医结合治疗。本病中医属喉风范畴,多由风热病邪侵袭所致,邪热痹阻于喉、肺气不利故咳嗽。急性期治疗以清热宣肺解痉利喉为主,常用喉炎咳嗽方加减。

本案初诊以麻杏石甘汤加桑叶、黄芩辛凉宣肺、清肺止咳,蝉蜕、僵蚕疏风解痉,射干、桔梗、牛蒡子、僵蚕利咽喉,浙贝、鱼腥草止咳化痰,金银花、青蒿清热解毒。麻杏石甘汤为仲景所创,原治"汗出而喘,无大热者"。温病学派用之为肺经蕴热的主方。此方虽为辛凉宣透之剂,但作用主要是宣肺透热而非单独解表,用在此处甚合病机。另外,喉通于肺,喉炎咳嗽用麻杏石甘汤亦合咳之病位,故在临床取得较好疗效。喉炎咳嗽常以蝉蜕、牛蒡子、射干为引经之药,此乃治疗小儿咳嗽辨病和辨证相结合的典型例证,临床屡试不爽。

二诊时风邪已去,热毒渐清,肺热伤阴,故上方去金银花、青蒿、牛蒡子加桑白皮、川贝、百合以清肺利咽养阴。

三、鼻炎咳嗽案

赵某某,男,4岁。2015年6月8日初诊。

主诉:咳嗽流涕10余天。

患儿10天前出现鼻塞,流浊涕,继之晨起咳嗽,咳吐少许鼻涕状黏痰,自服小儿感冒颗粒、小儿止咳糖浆,症状无减轻,遂来诊。患儿既往感冒时常流黏涕且症状持久,就诊时晨起咳嗽明显,呈阵发性,咯吐黏痰,鼻塞,流黏涕,时清嗓,纳少,大便干,日1次,小便调。查体:鼻黏膜充血,咽充血,咽后壁可见黏性分泌物,双肺呼吸音粗,未闻及啰音,心腹(−)。舌质红,苔白厚,脉滑数。中医诊断:咳嗽(肺热型);西医诊断:急性鼻炎。治以清泄肺热、宣通鼻窍,泻白散合苍耳子散加减。

处方:①桑白皮15 g、地骨皮12 g、黄芩9 g、连翘15 g、炒杏仁9 g、鱼腥草15 g、白芷6 g、辛夷6 g、炒苍耳子6 g、蜂房6 g、川芎10 g、黄芪15 g、桔梗10 g、生甘草3 g。免煎颗粒,3剂,水冲服,日1剂。②黄连油滴鼻,日3次。嘱:清淡饮食,忌食辛辣厚味之品,忌用力擤鼻。

2015年6月11日二诊:晨起咳嗽明显减轻,流涕减少,仍有咳痰,胃纳欠佳,大便略干,舌质红,苔白厚。上方去蜂房、苍耳子,加浙贝12 g、焦山楂9 g,免煎颗粒4剂,水冲服。

2015年6月15日三诊:患儿偶有咳嗽,少许浊涕,晨起时有喷嚏,胃纳改善,大便通畅,舌质红,苔薄白。上方去连翘、黄芩,加防风6 g、徐长卿9g,继服6剂而愈。

【按语】鼻为肺之外窍,乃气息出入之通道。鼻窍通畅,有利于肺气的宣发肃降;鼻窍壅塞,通气不畅,则肺气不宣而发生咳嗽。该案患儿咳嗽以晨起咳嗽明显,咳出少许鼻涕状黏痰,考虑为鼻涕倒流所致,诊断为鼻炎咳嗽。此时仅用清泻肺热、止咳化痰法难以全效,必须在辨证基础上加用苍耳子、辛夷、白芷等宣通鼻窍之品。本案辨证为肺热咳嗽,辨病为鼻炎,故治以清泄肺热、宣通鼻窍,用泻白散合苍耳子散加减。方中桑白皮、地骨皮、黄芩清泻肺热,针对主要病机,为君药;苍耳子、白芷、辛夷、蜂房辛温散风通窍,针对鼻窍不通,连翘清热解毒,鱼腥草清肺化痰,助君药清肺之力,共为臣药;桔梗、杏仁一宣一降,恢复肺的宣肃功能,又能止咳化痰利咽,川芎活血行气祛风,秉升散之性,能上行头目,黄芪益卫固表补肺,为佐药;甘草调和诸药为使。本案患儿每次感冒时流涕症状持续较久,考虑久病多瘀、久病入络,酌加行气活血、通经活络之品如川芎、蜂房,孟老治疗反复鼻炎或过敏性鼻炎,常用黄芪补肺益气,从本治疗,可使疗效稳固。二诊时患儿咳嗽流涕减轻,咳痰,胃纳改善不明显,苔白厚,上方去通鼻窍之蜂房、苍耳子,加浙贝增加清肺化痰之力,加焦山楂消食化积。三诊患儿流涕减少,咳嗽减轻,胃纳改善,大便通畅,为肺热渐清,上方去连翘、黄芩,加防风、徐长卿祛风解痉,治疗晨起喷嚏效佳。

四、支气管炎咳嗽案

(一)风热犯肺案

褚某某,男,2岁。2015年3月19日初诊。

主诉:咳嗽伴发热3天。

患儿3天前出现发热,体温最高38.9℃,流涕,轻咳,自服中成药及布洛芬混悬液治疗,热势略退,体温37.1℃,咳嗽较前加重,白天咳嗽阵作,痰少,轻咽痛,无喘憋气促,无恶心呕吐,纳欠佳,眠可,二便调。查体:神志清,精神可,咽红,双侧扁桃体Ⅰ°,心(-),双肺呼吸音粗,未闻及干、湿性啰音。舌质红,苔薄白,脉浮数。中医诊断为咳嗽(风热犯肺证),治以疏风清热、止咳化痰,方选桑菊饮加减。

处方:桑叶9 g、杏仁6 g、桔梗9 g、连翘12 g、荆芥6 g、薄荷6 g、黄芩6 g、射干9 g、板蓝根10 g、大青叶10 g、金银花15 g、前胡10 g、浙贝10 g、柴胡9 g、蝉蜕5 g、生甘草3 g。3 剂,水冲服,日1 剂。

3 天后家长告知,服药1 剂即热退,现偶有单声咳嗽,无咽痛,无鼻塞流涕,后未再服药而自愈。

【按语】小儿脏腑娇嫩,卫外不固,易感外邪,外邪袭表,首犯肺卫,正邪交争而见发热;肺开窍于鼻,外邪袭肺,肺窍不利而流涕;肺气宣降失调,气机不利,肺气上逆而咳嗽;外邪入里化热,炼液成痰,故有痰;咽喉为肺胃之门户,外邪袭肺,循经上扰,熏蒸咽喉,故见咽红、咽痛。肺主宣发,喜疏宣而恶郁闭,一旦各种因素致肺气闭郁不得宣发,必上逆而作咳。故临床治咳,宜顺肺之宣发之性。

本案即取轻清宣透以散邪、宣降肺气以止咳之法。方中桑叶甘苦性寒,既能疏散上焦风热,又能清宣肺热以止咳,为君药;杏仁苦降,肃降肺气,桔梗辛散,开宣肺气,二药同用,一宣一降,复肺脏宣降之功而止咳,为臣药;薄荷、荆芥疏散风热,金银花、连翘既能助君药疏散风热,又能清热解毒,黄芩、射干、大青叶、板蓝根共奏清热解毒、清利咽喉之效,蝉蜕疏风清热、利咽开音,前胡、浙贝清热化痰,为佐药;甘草既可调和药性,护胃安中,又合桔梗利咽止咳,为使药。诸药相伍,使上焦风热得以疏散,肺气宣降恢复,咳嗽得愈。

(二)肺热咳嗽案

郑某某,男,4 岁。2015 年1 月5 日初诊。

主诉:咳嗽5 天。

患儿5 天前受凉后出现发热,体温最高38.5℃,流清涕,偶有咳嗽,自服感冒清热颗粒及布洛芬混悬液,热退后咳嗽加重,喉中有痰,无喘憋、气促,鼻塞,流黏涕,纳差,眠可,二便调。查体:神志清,精神可,咽红,双侧扁桃体Ⅱ°大,心(－),双肺呼吸音粗,可闻及少许痰鸣音。舌质红,苔黄厚,脉数。中医诊断为咳嗽(肺热证)。治以清热化痰止咳,方选泻白散加减。

处方:桑白皮12 g、地骨皮12 g、黄芩9 g、知母10 g、青果12 g、牛蒡子5 g、射干6 g、僵蚕9 g、金银花15 g、连翘10 g、炒苏子9 g、鱼腥草15 g、板蓝根15 g、蜜百合10 g、桔梗10 g、生甘草3 g。3剂,水煎服。

2015年1月8日二诊:患儿咳嗽减轻,痰量减少,肺部听诊仍闻及少许痰鸣音,流黏涕,胃纳欠佳,舌质红,苔黄厚,脉数。

处方:炙麻黄2 g、生石膏20 g、杏仁9 g、紫苏子12 g、葶苈子12 g、桔梗9 g、金银花20 g、鱼腥草15 g、桑白皮15 g、黄芩9 g、川贝3 g、浙贝10 g、射干6 g、夏枯草10 g、枇杷叶6 g、苍耳子9 g、炒莱菔子10 g、生甘草3 g。4剂而愈。

【按语】外邪侵袭,首犯肺卫,小儿阳热之体,病初虽感风寒之邪,外邪易于入里化热,热邪郁于肺中,热性上行,肺肃降无权,气逆作咳;肺热灼津生痰,痰阻气道,随气机升降,故可闻及喉中痰鸣。因此治疗以清法为主,治则为清肺热化痰止咳,方选泻白散加减。方中桑白皮、地骨皮、黄芩、知母清泄肺热,青果、牛蒡子、射干、板蓝根清热解毒、利咽止咳,炒苏子降气化痰,清泻并用;金银花、连翘疏风清热并清热解毒,桔梗宣肺止咳,与上药合用,宣降相使;僵蚕祛风热、化痰散结,鱼腥草清热解毒、化痰消痈,蜜百合养阴清热,生甘草调和诸药。二诊肺热略清,热痰仍盛,治以清化痰热、泻肺止咳,方选麻杏石甘汤加苏子、葶苈子等。方中炙麻黄宣肺止咳,生石膏清泄肺胃之热,宣清并用,既能宣散肺中风热,又能清宣肺中郁热,共为君药;杏仁、葶苈子、苏子、枇杷叶降肺气以止咳化痰,桔梗宣肺止咳化痰,宣降同使,条畅气机,为臣药;金银花、鱼腥草、射干、夏枯草清热解毒,桑白皮、黄芩清泄肺火,浙贝清热化痰,川贝既能清热化痰又可散结消瘀,可消肺中壅滞之热痰,苍耳子通鼻窍,莱菔子消积化痰,共为佐药;甘草调和诸药为使药。诸药相伍,既能宣降肺气,又能清泻肺热、化痰止咳,起到清热化痰止咳之功效。以上正合孟老运用清法治疗咳嗽的规律,故服药后疗效显著。

(三)痰热咳嗽案

刘某某,男,7 岁。2015 年 6 月 19 日初诊。

主诉:咳嗽 1 周,加重 3 天。

患儿 1 周前运动后出现音哑,偶咳,胃纳差,无发热,无鼻塞流涕,未予治疗,咳嗽逐渐加重,3 天前就诊于我院门诊,予中药免煎颗粒及银黄含片口服 3 天,症状改善不明显。昨日出现低热,体温 37.7℃,服中药后热退,于外院查血常规示:白细胞 7.60×10⁹/L,红细胞 4.60×10¹²/L,血红蛋白 128 g/L,淋巴细胞占比 27.8%,中性粒细胞占比 60.5%,C 反应蛋白 5.20 mg/L,予阿奇霉素口服 1 次。患儿今日来诊,咳嗽频繁,昼夜均咳,咳吐黄黏痰,鼻塞,流涕,时有发热,纳差,眠欠安,二便调。查体:咽部充血,双侧扁桃体Ⅰ°肿大,双肺呼吸音粗,未闻及干、湿性啰音,心(-),舌质红,苔黄厚,脉滑数。中医诊断为咳嗽(痰热蕴肺),治以清肺化痰止咳,方选麻杏石甘汤加减。

处方:炙麻黄 4 g、炒杏仁 6 g、生石膏 15 g、黄芩 10 g、鱼腥草 15 g、炙桑白皮 12 g、射干 9 g、炙枇杷叶 9 g、旋覆花 6 g、炙百部 9 g、浙贝 10 g、川贝 3 g、荆芥 6 g、辛夷 9 g、金银花 12 g、青蒿 15 g、生甘草 6 g。免煎颗粒,水冲服,日 1 剂,共 3 剂。

2015 年 6 月 22 日二诊:无发热,咳嗽较前减轻,夜间偶有咳嗽,晨起咳嗽明显,咳吐黄黏痰,无鼻塞,少涕,纳欠佳,眠安,二便调。查体:咽部充血,双侧扁桃体Ⅰ°肿大,双肺呼吸音略粗,心(-),舌质红,苔黄厚,脉滑数。上方去荆芥、青蒿,加虎杖 12 g,继服 3 剂。服药后患儿基本不咳,未吐痰,稍有鼻塞,未流涕,纳可,眠安,二便调。

【按语】《婴童百问·伤寒咳嗽伤风》云:"肺主气,应于皮毛,为五脏华盖,小儿感于风寒,客于皮肤,入伤肺经,微咳嗽,重者喘急;肺伤于暖,则嗽声不痛壅滞。伤于寒者,必散寒邪;伤于暖者,必泄壅滞。"肺为娇脏,其性清宣肃降,上连咽喉,开窍于鼻,外合皮毛,主一身之气,司呼吸。外邪从口鼻及皮毛而入,易于入里化热,邪侵于肺,炼液成痰,痰热相结,阻于气道,肺气不宣,清肃失职,而见咳嗽、咯痰;肺开窍于鼻,外邪袭肺,肺窍不利,故见鼻塞流涕;舌红苔黄厚,脉滑数,均为痰热之象。方中炙麻黄宣肺止咳为君药;炒杏仁化痰止咳,生石膏清热泻火,共为臣药;黄芩清热解毒,鱼腥草、炙桑白皮、浙贝清热化痰,炙枇杷叶、炙百部润肺止咳,金银花、荆芥疏风清热,青蒿利湿退热,川贝润肺并化痰,旋覆花降气化痰止咳,射干清热利咽,辛夷通鼻窍,共为佐药;生甘草调和诸药为使。方中炙麻黄宣肺,杏仁、旋复花降气,宣降同使,条畅气机;清润并用,使热清而不伤正。

服药 3 剂后热退、咳嗽减轻,仍咳吐黄黏痰,去疏风清热之荆芥、化湿退热之青蒿,加虎杖清热豁痰,对于痰热难消之咳喘患儿,孟老擅长使用虎杖以清热化痰,收效明显。

(四)痰湿咳嗽案

徐某某,女,4 岁。2014 年 6 月 7 日初诊。

主诉:喉中痰鸣咳嗽半月。

患儿半月前出现咳嗽,痰少,无发热,无鼻塞及流涕,自服药物治疗(具体不详)后咳嗽减轻,进食鱼虾后痰液增多,次日喉中痰鸣,痰液清稀,不发热,轻咳,纳食少,二便调。查体:咽略红,双肺听诊可及少许痰鸣音,舌质淡红,舌苔白厚腻,脉滑。诊断为咳嗽(痰湿蕴肺)。治以燥湿化痰,方以二陈汤合射干麻黄汤化裁。

处方:陈皮 6 g、半夏 6 g、茯苓 10 g、细辛 3 g、干姜 3 g、麻黄 3 g、紫菀 10 g、葶苈子 6 g、莱菔子 6 g、苏子 6 g、冬瓜子 15 g、薏苡仁 15 g、射干 6 g、

浙贝 10 g、神曲 10 g、山楂 10 g。3 剂,水煎服。

2014 年 6 月 10 日二诊:患儿服药后痰量减少,痰液略变稠,胃纳增,舌质红,舌苔白略腻,听诊双肺呼吸音粗,未及啰音。上方去干姜,加黄芩10 g。继服 3 剂。

【按语】小儿脾胃薄弱,饮食不节,导致脾失健运,水谷不能化生精微,反而酿成痰浊,上贮于肺,壅阻气道,致使肺气不得宣畅,引起咳嗽,此即"脾为生痰之源,肺为贮痰之器"之说。脾失运化,故纳呆。舌苔白厚腻,脉滑为痰湿内停之征。治疗遵从《金匮要略·痰饮咳嗽病》"病痰饮者,当以温药和之",温化痰饮,宣肺止咳。方选二陈汤合射干麻黄汤加减。二陈汤燥湿化痰,理气和中。射干麻黄汤宣肺化痰,下气止咳。冬瓜子、薏苡仁健脾利湿,神曲、山楂消食和胃,以杜生痰之源。孟老指出,温热药辛温燥热,小儿少用,但一见有此病机,必用温法,药不过用,中病即止。痰湿不化,郁久化热,故二诊时,去辛温之干姜,加黄芩以清肺热。小儿脏器轻灵,易趋康复,只要辨证准确,用药恰当,收效神速。

(五)秋燥咳嗽案

张某某,女,7 岁。2012 年 9 月 6 日初诊。

主诉:咳嗽 2 周。

患儿 2 周前出现发热,咳嗽,流涕,自服头孢丙烯、儿童清肺口服液等效果欠佳。来诊时干咳无痰,咳声频繁,微流浊涕,咽干唇燥,时有身热,纳食不香,二便调。查体:双肺呼吸音粗,舌红苔薄少,脉细数。胸片示:支气管炎。中医诊断为咳嗽(燥热犯肺)。治以益阴清燥、润肺止咳,予秋燥咳嗽方加减。

处方:桑叶 10 g、杏仁 9 g、川贝 6 g、沙参 10 g、麦冬 10 g、栀子 5 g、金银花 12 g、连翘 10 g、桔梗 6 g、薄荷 6 g、生甘草 3 g。3 剂,加梨皮 1 个水煎服。

2012 年 9 月 9 日二诊:咳嗽次数明显减少,未再发热,干咳无痰,无咽干,唇燥减轻,纳呆,二便调。舌脉同前。上方去金银花、桔梗、薄荷,加紫菀 6 g、款冬花 6 g、百合 12 g、炒麦芽 10 g,继进 4 剂诸症皆无,疾病痊愈。

【按语】初诊正当初秋,秋阳亦曝,燥邪偏盛,小儿肺脏娇嫩,喜肃降濡润,既不耐热,更不耐燥,如燥热犯肺,烁津耗液,肺伤气逆,肃降无权而发为咳嗽。燥伤肺卫,故流涕、身热不甚;燥气伤肺,耗津灼液,肺失清肃,故干咳无痰、咽干唇燥。治以益阴清燥、润肺止咳,以秋燥咳嗽方加减。方中桑叶、金银花、薄荷清宣燥热,透邪外出;杏仁、川贝宣利肺气、润肺止咳;沙参、麦冬养阴生津、润肺止咳;栀子、连翘轻入上焦,清泄肺热;桔梗、甘草清热利咽止咳;梨皮清热润燥,止咳化痰。二诊之时表证减轻,肺阴已伤,故去金银花、薄荷、桔梗,加紫菀、款冬花润肺下气止咳,百合增强养阴润肺之功,炒麦芽健脾和胃而消食。

秋燥咳嗽最早见于《素问·生气通天论》中的"秋伤于燥,上逆而咳",其理论系统形成于明清的温病学派,叶天士就明言"燥气上受,先干于肺,令人咳嗽"(《叶天士医案·咳嗽门》)。秋与肺相应,燥为秋令之主气。秋燥之邪易通过口、鼻、呼吸道或皮毛侵犯于肺,影响肺脏清润的功能,而发生秋天特有的燥性咳嗽。其治疗遵张秉成《成方便读·卷三》中的"止宜轻扬解外,凉润清金尔",采用清宣凉润之法,这也是孟老止咳六法之一"润肺法"的例证。

(六)肺热伤阴案

殷某某,女,6 岁。2013 年 7 月 22 日初诊。

主诉:咳嗽 10 天。

10 天前患儿出现发热,咳嗽,静脉滴注 3 天头孢类药物,并口服止咳糖浆、蒲地兰消炎口服液等,热退,咳嗽略减轻,痰不多,纳食一般,手心热,大便干,小便调。查体:舌质红,舌苔黄花剥,咽略红,心(-),双肺呼吸音粗。咳嗽已 10 天,嘱拍胸片,结果示支气管炎。诊断为咳嗽(肺热阴伤证)。治以清肺热,养肺阴,润肺止咳,予加味泻白散加减。

处方:桑白皮 10 g、地骨皮 10 g、麦冬 10 g、沙参 10 g、五味子 6 g、苏子 10 g、葶苈子 10 g、鱼腥草 15 g、白扁豆 10 g、桔梗 6 g、枇杷叶 6 g、黄芩 10 g、射干 6 g、川贝 1 g、甘草 3 g、白芍 10 g、金银花 10 g。水煎服,日 1 剂,共 3 剂。

2013 年 7 月 25 日二诊,服药后咳嗽减轻,有痰,胃纳增,手心热减轻,查体:舌质红,舌苔黄,略有花剥,上方去麦冬、白芍、白扁豆,加炙百部 10 g、炙麻黄 6 g、生石膏 30 g 以加强清热宣肺止咳之力。

【按语】温热病邪日久伤阴,阴虚生燥,咳嗽痰不多;阴虚生内热,故手足心热;肺与大肠相表里,肺阴不足,肠道失润,大便干燥。舌红苔花剥为阴虚内热之象。本例患儿是由于肺热日久伤及肺阴,所以治疗应清肺热以防进一步伤阴,同时滋阴润燥止咳。予加味泻白散加减。方中桑白皮泻肺以清郁热,地骨皮泻肺中伏火,沙参、麦冬、五味子、白芍滋阴润燥,黄芩、金银花、鱼腥草、射干清热解毒,苏子、川贝、葶苈子、桔梗止咳化痰,白扁豆养胃和中以扶肺气。二诊时咳嗽减轻,舌苔花剥减轻,阴虚好转,去麦冬、白芍、白扁豆,加百部、麻黄、石膏清热宣肺止咳。小儿疾病病情变化快,发展速,失治、误治易伤阴伤阳,出现变证,同时小儿脏气清灵,随拨随应,易趋康复,该患儿病程虽长,伤及阴液,经恰当治疗,阴液很快恢复,疾病向愈。

五、过敏性咳嗽案

李某某,男,6 岁。2013 年 8 月 12 日初诊。

主诉:间断咳嗽 3 个月余,加重 3 天。

患儿 3 个月前受凉后出现咳嗽,有痰,自服川贝枇杷膏、小儿止咳糖浆等药,咳嗽时轻时重,8 天前就诊于外院,诊为"支气管炎",静脉滴注阿奇霉素、沐舒坦 5 天,同时服贝莱、肺力咳等药,效果欠佳。近 3 天咳嗽加重,夜间阵咳,以 0~2 点为主,影响睡眠,有痰难咯,鼻塞,有浊涕,平素汗多,纳食可,二便调。详细询问得知本患儿婴儿期有"湿疹"史。查体:咽充血,双肺呼吸音粗,未闻及啰音,心(−),舌质红,苔黄,脉弦数。血常规:白细胞6.8×10^9/L,红细胞4.6×10^{12}/L,血红蛋白131 g/L,中性粒细胞占比:55.60%,淋巴细胞占比:39.20%,嗜酸细胞占比8%;胸片示:双肺纹理增多。中医诊断:咳嗽(木火刑金、痰热蕴肺)。西医诊断:过敏性咳嗽。治宜宣泻肺热、涤痰解痉止咳,方拟麻杏石甘汤加味。

处方:炙麻黄3 g、杏仁6 g、生石膏15 g、苏子10 g、葶苈子10 g、炙桑白皮10 g、黄芩10 g、鱼腥草15 g、金银花10 g、胆南星6 g、清半夏6 g、地龙10 g、蝉蜕10 g、苍耳子6 g、生甘草3 g。3剂,水煎服。

2013年8月15日二诊:咳嗽明显减轻,夜间偶有阵发性咳嗽,痰明显减少,无鼻塞流涕,舌质红,苔薄黄,脉平。上方去苏子、葶苈子、苍耳子,加川贝3 g、炙百部10 g。5剂,水煎服。

2013年8月20日三诊:咳嗽愈,舌质红,苔白。仿哮喘辨治,证属肺脾不足,余痰深伏。治以健脾补肺化痰,哮喘调理方加减。

处方:沙参10 g、百合10 g、五味子6 g、川贝3 g、陈皮9 g、茯苓12 g、防风6 g、徐长卿10 g、神曲10 g、甘草3 g。又服10剂收功。随访2年未再复发。

【按语】本患儿咳嗽反复发作3个月余,以夜间为重,经常规治疗后症状迁延不愈。此时要注意问病史,根据典型症状、病史、嗜酸细胞增高综合判断,诊为"过敏性咳嗽"。过敏性咳嗽,乃小儿哮喘的一种特殊类型,本病虽属中医"咳嗽"范畴,但其病机却与"哮喘"相似,多为特殊环境、异味刺激等过敏源引起气管咽喉的过敏反应,感冒常可诱发。中医治疗应注意肝木和肺金的关系,辨证的基础上可加用祛风平肝解痉止咳的药物,如地龙、僵蚕、胆南星、蝉蜕、防风、徐长卿等。

初诊木火刑金、痰热蕴肺,治宜宣泻肺热、涤痰解痉,方拟麻杏石甘汤加味。麻杏石甘汤宣肺清热,苏子、葶苈子、半夏豁痰降气,炙桑白皮、黄芩、鱼腥草、金银花泻肺清热,胆南星、地龙、蝉蜕解痉平喘,苍耳子宣肺通窍。全方共奏宣泻肺热、涤痰解痉之功。

二诊咳轻、痰减、无流涕,痰热减轻,故去涤痰之苏子、葶苈子,去通窍之苍耳子,加川贝、炙百部润肺止咳防伤阴。

三诊咳止,以健脾扶正、补肺益气之法调理而收全功。

第二节　肺　炎

一、风热闭肺案

(一)案一

曹某某,男,11岁。2013年10月7日初诊。

主诉:发热咳嗽7天。

患儿7天前受风后引起发热,初始体温38℃左右,伴轻咳,流清涕,在家自服小儿速效感冒颗粒无效,次日就诊于某医院,诊为"上呼吸道感染",予头孢曲松、热毒宁静脉滴注4天。患儿体温不降,每以退热药降温,且咳嗽逐渐加重,影响睡眠,即来我院就诊。来诊时高热,咳嗽声重,呈阵发性刺激性咳嗽,有痰色黄,伴流黄涕,鼻塞,纳呆,眠差,阵咳即醒,二便尚可。查体:精神欠佳,面红目赤,咽充血,双肺呼吸音粗,未闻及啰音,心率94次/分,律齐,心音有力,舌质红,苔薄黄,脉浮滑数。血常规:白细胞 7.65×10^9/L,中性粒细胞占比54.17%,淋巴细胞占比37.15%;MP – IgM(+);胸片:双肺纹理增多、紊乱,左肺上野肺门外上可见片状高密度影,左肺门影略大。影像诊断为左肺炎症。中医诊断:肺炎喘嗽(风热闭肺);西医诊断:支原体肺炎。此为小儿肺炎之炎症期,辨证属风热闭肺型,急宜辛凉宣肺、清热止咳,方拟麻杏石甘汤合银翘散加减治之。

处方:①炙麻黄6g、杏仁10g、生石膏20g、黄芩10g、鱼腥草20g、金银花20g、青蒿20g、连翘10g、桑叶15g、桔梗9g、射干9g、僵蚕10g、川贝6g、苍耳子10g、炙枇杷叶6g、生甘草3g。3剂,水煎服。②5% GNS

250 mL＋阿奇霉素 0.25 g,静脉点滴,1 日 1 次,连用 5 天。

2013 年 10 月 10 日二诊:时有低热,近两日最高体温 37.5℃,阵咳,夜咳减轻,有痰色黄,不流涕,纳食欠佳,睡眠可,二便调。查其精神可,咽红,双肺呼吸音粗,未及啰音,舌质红苔黄,脉微数。查心肌酶谱、抗"O"、血沉均在正常范围。此为肺炎之排痰期,此时表证渐解,肺热壅盛、痰瘀互结,宜清泻肺热、化痰祛瘀、解痉止咳,予泻白散加减。

处方:桑白皮 20 g、地骨皮 15 g、黄芩 20 g、知母 15 g、葶苈子 10 g、苏子 15 g、桃仁 9 g、虎杖 15 g、川贝 5 g、炙百部 10 g、炙枇杷叶 9 g、金银花 20 g、僵蚕 10 g、地龙 15 g、生甘草 6 g。4 剂,水煎服。

2013 年 10 月 14 日三诊:热退 2 天,咳轻,痰量减少,纳可,二便调。查体:精神可,咽淡红,双肺呼吸音粗,舌质红,苔薄少,脉平。此为肺炎之恢复期,此时肺热仍炽,阴液已伤,当清泻肺热,兼益肺阴。上方去苏子、金银花,加沙参 10 g、麦冬 10 g、玉竹 10 g,共 3 剂。

2013 年 10 月 17 日四诊:现无发热,偶咳,舌质红,苔薄白,脉平。仍为肺炎恢复期,患儿肺热渐息,阴液未复。上方去黄芩、知母、葶苈子,加五味子 6 g,共 7 剂,服后病愈。

（二）案二

郝某某,男,3 岁 9 个月。2013 年 8 月 3 日初诊。

主诉:发热伴咳嗽 3 天。

患儿 3 天前出现发热,咳嗽阵作,自服小儿金翘颗粒、小儿咳喘灵等,昨日体温 37.9℃,予退热栓塞肛后今晨体温降至正常,即来诊。就诊时暂无发热,咳嗽频作,有痰难咳,鼻塞,流浊涕,胃纳欠佳,二便调,眠可。查体:精神可,咽部充血,双侧扁桃体无肿大。双肺呼吸音粗,可闻及中、小水泡音。心率 96 次/分,律齐,心音有力。舌质红,苔白厚,脉浮数。血常规:白细胞 8.97×10^9/L,中性粒细胞占比 28.9%,淋巴细胞占比 64.2%;胸片示:双肺纹理增多、紊乱、模糊,右肺中下野伴有絮片状模糊阴影,影像诊断为支气管肺炎。中医诊断:肺炎喘嗽(风热闭肺);西医诊断:支气管肺炎。此为小儿肺炎之炎症期,辨证属风热闭肺,治以宣肺止咳化痰,予宣肺合剂80 mL,日3次,口服。

2013年8月7日二诊:无发热,咳嗽减轻,白天咳嗽阵作,夜间不咳,痰多易咳,无喷嚏、鼻塞、流涕,胃纳改善,二便调,眠可。查体:咽部充血,双肺呼吸音粗,可闻及少许中水泡音,舌质红,苔白厚,脉滑。患儿表证已解,痰量增多,进入排痰期,治以清热化痰止咳,继予宣肺合剂80 mL日3次,口服,同时予中药免煎颗粒天竺黄9 g、海浮石15 g、莱菔子10 g、茯苓10 g加强化痰之力,开水冲服,日一剂。

2013年8月11日三诊:无发热,偶有咳嗽,痰量略减,无鼻塞、流涕,胃纳可,二便调,眠可。查其咽淡红,双肺呼吸音粗,未闻及干、湿性啰音,舌质红,苔黄,脉滑。患儿咳嗽减轻,痰量减少,病程进入恢复期,予泻肺合剂80 mL,日3次,口服5剂而愈。

(三)案三

宋某某,男,5岁7月。2013年5月13日初诊。

主诉:咳嗽9天,加重4天,发热半天。

患儿9天前无明显诱因下出现咳嗽,自服药物后咳嗽稍有好转。4天前咳嗽加重,至社区门诊,给予阿莫西林颗粒等口服,未见明显好转。今晨起出现发热,最高39.1℃,自服布洛芬混悬液后热退,遂来诊。就诊时体温37.3℃,咳嗽阵作,有痰不易咳出,夜间咳甚,无喘憋气促,鼻塞,流少许黏涕,无吐泻,纳可,夜寐欠安,二便调。查体:精神可,咽部充血,双侧扁桃体Ⅱ°肿大,双肺呼吸音粗,未闻及干、湿性啰音,心率102次/分,律齐,心音有力,腹软,无压痛。舌质红,苔白厚,脉数。血常规:白细胞10.27×10^9/L,淋巴细胞占比17.64%,中性粒细胞占比73.84%;胸片示:支气管肺炎。中医诊断:肺炎喘嗽(风热闭肺证);西医诊断:支气管肺炎。此为肺炎之炎症期,辨证属风热闭肺,治以疏风清热、止咳化痰,方以麻杏石甘汤加减。

处方:炙麻黄5g、杏仁10g、生石膏20g、黄芩10g、鱼腥草15g、金银花18g、青蒿15g、连翘10g、桑叶15g、桔梗9g、僵蚕10g、苍耳子6g、炙枇杷叶6g、生甘草3g。3剂,水煎服。

2013年5月16日二诊:无发热,咳嗽减轻,有痰不易咳吐,夜间无咳嗽,无鼻塞流涕,无吐泻,纳可,夜寐安,二便调。查体:精神可,咽部充血,双侧扁桃体Ⅱ°肿大。双肺呼吸音粗,左肺可闻及少许小水泡音,舌质红,苔黄厚,脉数。患儿热退,咳嗽有痰,肺部听诊可闻及小水泡音,此为肺炎之排痰期,上方去青蒿、桑叶、苍耳子,加川贝3g、冬瓜仁9g,共5剂。

2013年5月21日三诊:无发热,仍咳嗽阵作,有痰未咳出,无鼻塞流涕,胃纳可,夜寐安,二便调。查体:精神可,咽部微充血,双侧扁桃体Ⅱ°肿大。双肺呼吸音粗,左肺可闻及中小水泡音。舌质暗红,苔黄,脉滑数。患儿咳嗽减轻不明显,肺部听诊仍可闻及水泡音,此时表证已解,肺热壅盛,痰热互结,气血运行不畅,辨为痰热内蕴兼有瘀血,予千金苇茎汤加减。

处方:芦根20g、冬瓜仁15g、薏苡仁20g、桃仁9g、虎杖15g、车前子12g、炙桑白皮9g、瓜蒌15g、鱼腥草20g、陈皮9g、苏子9g、浙贝10g、炙麻黄3g、生石膏15g、甘草6g、丹参10g。共4剂,水煎服。

2013年5月26日四诊:咳嗽减轻,偶有咳嗽,痰少。肺部听诊未闻及干、湿性啰音,舌质红,苔黄,脉平。上方去炙麻黄、生石膏,又服3剂而愈。

(四)案四

周某某,男,12岁。2014年11月9日初诊。

主诉:咳嗽8天,加重伴发热3天。

患儿8天前无明显诱因出现咳嗽、流涕,自服清开灵、鲜竹沥及阿奇霉素治疗。2天前咳嗽加重,出现发热,体温达39.5℃,遂前往外院就诊,查血常规:白细胞 $10.40 \times 10^9/L$,淋巴细胞占比 17.30%,中性粒细胞占比 75.50%,予地塞米松肌注、阿奇霉素及中成药山蜡梅叶颗粒口服治疗,热暂减。今晨体温又升,下午来诊,体温达 40.0℃,自服散利痛退热,咳嗽频繁,昼夜均咳,有痰难咳,无明显喘憋,时有流涕,纳呆,眠欠佳,大便未行,小便调。查体:神志清,精神可,咽部充血,双侧扁桃体Ⅰ°肿大。双肺呼吸音粗,未闻及干、湿性啰音,心率 96 次/分,律齐,心音有力,腹软,无压痛。舌质红,苔黄,脉浮数。胸片示:左肺肺炎。遂收入住院,家长要求中医治疗。中医诊断:肺炎喘嗽(风热闭肺证);西医诊断:左肺肺炎。此为肺炎之炎症期,治以宣肺止咳化痰,以麻杏石甘汤加减治疗。

处方:蜜麻黄 6 g、炒杏仁 9 g、生石膏 21 g、黄芩 9 g、鱼腥草 18 g、金银花 18 g、青蒿 18 g、虎杖 12 g、桑白皮 12 g、枇杷叶 9 g、射干 9 g、炙百部 12 g、炒僵蚕 12 g、炒地龙 15 g、生甘草 9 g。2 剂,水煎服。

2014 年 11 月 11 日二诊:用药后仍有发热,体温最高 38.5℃,阵发性咳嗽,咽痒,夜间咳嗽明显,咳吐黄痰,大便 5 日未行,小便调。查体:神志清,精神欠佳,咽部充血,双侧扁桃体Ⅰ°肿大。双肺呼吸音粗,左肺可闻及痰鸣音。心率 103 次/分,律齐,心音有力。舌质红,苔黄厚,脉数。孟老看过患儿,认为属肺炎排痰期,此时肺热壅盛,腑气不通,治当泻腑导痰,通过泻大肠而导热外出,用釜底抽薪之法,方选小承气汤加味。

处方:生大黄 6 g、枳实 9 g、栀子 9 g、厚朴 9 g、瓜蒌 18 g、桑白皮 12 g、黄芩 12 g、杏仁 9 g、炒莱菔子 15 g。水煎服,2 剂。

2014 年 11 月 13 日三诊:用药首日大便行 3 次,量大质偏稀,随即热退身凉,现夜间咳嗽减轻,咽痒,咳吐黄痰,胃纳改善,眠安。查体:精神可,唇干,咽部充血,双侧扁桃体Ⅰ°肿大,双肺呼吸音粗,未及啰音,舌质红,苔薄少,脉略数。此为肺炎之恢复期,热退,大便已行,咳嗽有痰,唇干,证属肺热伤阴,治以清泻肺热、养阴生津。

处方:桑白皮 12 g、地骨皮 12 g、炒杏仁 9 g、黄芩 9 g、鱼腥草 15 g、枇杷叶 9 g、射干 9 g、青果 9 g、炙百部 12 g、沙参 10 g、麦冬 10 g、玉竹 10 g、生甘草 9 g。水煎服,3 剂。

2014 年 11 月 18 日四诊:偶咳,痰少质黏,咽干,纳眠可,二便调。查体:咽淡红,双肺呼吸音粗,舌质红,苔黄少,脉平。亦属肺炎恢复期,痰热欲尽,肺胃阴伤,治当滋阴养肺清热,方选沙参麦冬汤加减。

处方:沙参 10 g、麦冬 10 g、五味子 6 g、玉竹 10 g、桑白皮 10 g、地骨皮 10 g、川贝 5 g、枇杷叶 6 g、鱼腥草 15 g、生甘草 3 g。服 3 剂而愈。

【按语】此 4 例病案中患儿病情演变均符合小儿肺炎炎症期、排痰期、恢复期三期辨证治疗规律。这种辨证治疗方法,由孟老创立,临床上非常实用,较之单纯辨风寒、风热、痰热之法,思路明晰,执简驭繁。具体用法:临证之时需根据患儿的临床症状、肺部听诊及肺部 X 线表现综合考虑判断为肺炎何期及哪种证治类型,从而进行有的放矢的处方用药。

引起肺炎喘嗽的外邪主要是风邪,风邪多夹热或夹寒为患,小儿纯阳之体,寒邪易于热化,因此临床以风热闭肺证常见。小儿肺脏娇嫩,卫外不固,易感外邪,外邪袭肺,从口鼻或皮毛而入,首犯肺卫,肺气宣降失调,肺气上逆,出现咳嗽;肺主通调水道,肺气宣降失调,津液输布失常,停聚于肺,聚而为痰;外邪袭表、正邪相争而发热;肺开窍于鼻,风热犯肺,肺窍不利,可见喷嚏、鼻塞、流涕;此为病程之初期,即炎症期,以风热犯肺、肺气郁闭为主要表现,治疗以辛凉宣肺、清热化痰为主,拟麻杏石甘汤合银翘散加减。治疗后患儿表证渐解,热退,鼻窍通畅,以咳嗽痰多为主要表现时,病程进入排痰期,此时外邪入里化热,热邪炽盛,灼津生痰,痰热交结,治以清热涤痰开肺,可用麻杏石甘汤加苏葶丸、浙贝、瓜蒌或泻白散等。部分患儿咳嗽持续,痰热不易清解,多为痰热内蕴,气血运行不畅而致血瘀,治疗酌加行气活血之品以促进血行痰消。恢复期患儿咳嗽减轻,但热盛耗气伤津,以阴虚为主者,表现为肺胃阴伤:痰少、口干、咽干、苔少,治以清养肺胃之阴,方选沙参麦冬汤加减;以气虚为主者,表现为肺脾气虚：久咳、气短、咯痰清稀、舌淡、苔白，治以健脾补肺，方选六君子汤加减。

案一患儿肺炎支原体抗体阳性，故诊为支原体肺炎。此儿的辨治，既符合孟老的肺炎三期治疗规律，又符合支原体肺炎特有的辨证治疗规律。初诊咳嗽发热，辨证为风热闭肺型，以麻杏石甘汤合银翘散加减，急则治标。二诊时，以咳嗽为主要症状，胸片示片状阴影，肺部听诊未及啰音，辨为肺热壅盛、痰瘀互结，治以清泻肺热、化痰祛瘀、解痉止咳，药用桑白皮、地骨皮、黄芩、知母清泻肺热；葶苈子、苏子、川贝、炙百部、炙枇杷叶、甘草泻肺化痰止咳；桃仁、虎杖活血祛瘀，促进肺部炎症吸收；金银花、虎杖清热解毒；僵蚕、地龙平肝解痉止咳。诸药配伍，收效甚佳。三诊、四诊，据肺热、阴伤之程度，增损用药，体现出热病易伤阴液的特点，疾病发展过程中，要时时注意顾护阴液。

案二亦符合上述三期辨治规律，初诊为炎症期，予我院自制剂宣肺合剂口服，宣肺止咳化痰，该药服用方便，系孟老的科研课题，用于儿科临床多年，疗效显著。二诊表解，进入排痰期，继予宣肺合剂并加天竺黄、海浮石、莱菔子、茯苓增加排痰之力。三诊，痰热未尽、肺络瘀阻，进入恢复期，予泻肺合剂泻肺化痰消瘀巩固疗效。

案三初诊效佳，二诊效差，故三诊时，思虑良久，病程较久，且用药后肺部水泡音持久未消，考虑为痰热内停，阻碍肺气宣降，气不行血亦不畅，即"久病多瘀"，治疗酌加行气活血之品，方拟千金苇茎汤加减，方中芦根清肺热止咳为君药；冬瓜仁、薏苡仁清肺热以化痰并渗湿以化痰，共为臣药；炙麻黄宣肺止咳，生石膏清热泻火，炙桑白皮、瓜蒌、鱼腥草、浙贝清热化痰，苏子降气化痰，陈皮行气化痰，虎杖清热解毒并活血，桃仁、丹参活血逐瘀助消痰，车前子利湿化痰，共为佐药；甘草调和诸药为使药。诸药同用，适当加减，使痰热消、瘀滞行，病证向愈。

案四初诊疗效欠佳，发热持续，热势较高，咳嗽频繁，咳痰黄黏，大便

5日未行,苔黄厚,辨证不太周全,遂请孟老来看患儿。孟老指出,肺与大肠相表里。正常情况下,肺为水之上源,主通调水道,肺气肃降,行气于腑,六腑之气通畅,则实现大肠的传导功能,有利于糟粕的排出;大肠传导正常,糟粕下行,亦利于肺气肃降。病理情况下,肺热炽盛,肺气壅塞,失于肃降,气不下行,津不下达,引起腑气不通,大便燥结;大便不通,腑气壅滞,又使内热外出无门,影响肺气宣降,使肺热壅滞更盛。故病机重点在于肺热壅盛,腑气不通,治疗采用通腑法,釜底抽薪,使腑气通畅,给邪以出路,利于导热外出,恢复肺气宣肃功能。《素问·标本病传论》言"小大不利治其标",说明大便不通是标证,亦是重症,应首先治疗。

二、痰热闭肺案

(一)案一

董某某,男,3岁。2014年10月23日初诊。

主诉:咳嗽气喘3天。

3天前无明显诱因出现咳嗽、高热,最高体温达40.1℃,予布洛芬混悬液热退,但咳嗽加重并伴喘憋,又服小儿肺热咳喘颗粒效果欠佳,即来诊。来诊时咳嗽气急,痰多难咯,喘促夜重,纳食可,大便偏干,日一次,小便色黄。既往曾有"支气管炎"病史2次。查体:神清,精神差,时有烦躁,鼻翼煽动,口周轻度发绀,三凹征(+),咽红,双肺呼吸音粗,右肺可闻及哮鸣音及中、小水泡音,心率110次/分,律齐,心音有力,腹软,舌质红,苔黄腻,脉滑数。血常规:白细胞14.68×10^9/L,中性粒细胞占比70.80%,淋巴细胞占比18.32%。胸片:右下肺野见点片状阴影。中医诊断:肺炎喘嗽(痰热闭肺);西医诊断:支气管肺炎。此为小儿肺炎之炎症期,辨证属痰热闭肺,急宜清热化痰、宣肺平喘,方拟麻杏石甘汤合三子养亲汤加减治之。

处方:①炙麻黄3 g、杏仁6 g、生石膏15 g、黄芩9 g、桑白皮10 g、葶苈子6 g、紫苏子10 g、金银花10 g、鱼腥草15 g、地龙10 g、桃仁6 g、虎杖

15 g、川贝 3 g、甘草 3 g。免煎颗粒,4 剂,水冲服。②5% GNS 100 mL + 头孢米诺 1.0 g,5% GS 100 mL + 痰热清 10 mL,静脉滴注 3 天,抗感染治疗。

2014 年 10 月 27 日二诊:咳喘较前减轻,喉中痰鸣,食欲可,大便偏干,日一次,小便调。查体:患儿精神可,无鼻煽,口周红润,三凹征(-),双肺呼吸音粗,右肺可闻及少许哮鸣音及中水泡音,舌质红,苔黄干,脉数。此为肺炎之排痰期,证属痰热蕴肺并有热病伤阴,用清肺化痰止咳兼养阴法。上方去桃仁、虎杖加瓜蒌 15 g、胆南星 6 g、沙参 10 g、五味子 6 g,取 3 剂。嘱停用静脉点滴。

2014 年 10 月 30 日三诊:无喘,偶咳,痰少,口干,纳眠可,二便调。查体:精神可,咽淡红,双肺呼吸音粗,未闻及啰音,舌质红,苔黄少,脉微数。目前属肺炎恢复期,肺热未尽,肺阴已伤。治当滋阴清热敛肺。方拟沙参麦冬汤合泻白散加减。

处方:沙参 10 g、麦冬 10 g、五味子 6 g、百合 10 g、太子参 10 g、白芍 10 g、桑白皮 9 g、地骨皮 9 g、黄芩 9 g、川贝 6 g、陈皮 6 g、茯苓 12 g、鸡内金 9 g、莱菔子 10 g、桔梗 6 g、甘草 3 g。免煎颗粒,7 剂,水冲服。

(二)案二

周某某,男,4 岁。2013 年 1 月 31 日初诊。

主诉:咳嗽喘憋 2 天。

患儿 2 天前受凉后引起发热、咳嗽,自服苦甘冲剂及臣功再欣后热退,但咳嗽加重伴有喘憋,又服小儿咳喘口服液仍效果欠佳,即来诊。来诊时咳嗽气急,有痰难咯,喘憋夜重,无流涕,纳呆,大便干,2 日 1 次,小便色黄。既往史:该患儿于生后 7 天曾患"新生儿肺炎"1 次,经住院治疗后痊愈,平素易出汗、易感冒。查体:神清,精神差,时有烦躁,鼻翼煽动,口周轻度发绀,三凹征(+),咽红,双肺呼吸音粗,左肺可闻及哮鸣音,右肺呼吸音低,心率 100 次/分,律齐,心音有力,腹软,舌质红,苔黄腻,脉滑数。血常规:白细胞 $11.1 \times 10^9/L$,淋巴细胞占比 38.2%,中性粒细胞占比61.8%。胸片:右下肺野见点片状阴影。中医诊断:肺炎喘嗽(痰热闭肺);西医诊断:支气管肺炎。此为小儿肺炎之炎症期。此时急宜清热化痰,宣肺平喘,方拟麻杏石甘汤合三子养亲汤加减。

处方:①炙麻黄3 g、炒杏仁6 g、生石膏15 g、黄芩6 g、鱼腥草15 g、葶苈子9 g、苏子6 g、僵蚕9 g、炒地龙9 g、桑白皮9 g、金银花15 g、莱菔子9 g、射干6 g、生甘草3 g。取3剂。1剂药用水500 mL浸泡1个小时,急火煮沸后,再用慢火煮15分钟,去滓留取药液250 mL左右,温服,少量频服,一昼夜服尽。嘱:饮食清淡,以防碍胃。呼吸急促时,适当抬高枕头,保持呼吸道通畅。②阿莫西林颗粒0.125 g,1日3次;非那根12.5 mg,睡前服。上二药服用3天。

2013年2月3日二诊:3天后来诊时已无明显喘憋,咳嗽较前减轻,喉中痰鸣,仍纳食不香,大便偏干,日一次,小便调。查见患儿精神可,无鼻煽,口周红润,三凹征(-),双肺呼吸音粗,双肺可闻及大、中水泡音,舌质红苔黄略腻,脉滑。此为肺炎之排痰期,由痰热蕴肺所致。法当继用宣肺化痰止咳法,增加排痰之力。上方去炒地龙、川贝,加芦根15 g、冬瓜仁12 g,取3剂。嘱停用非那根及阿莫西林。

2013年2月6日三诊:偶咳,痰量减少,无喘憋,不思饮食,大便调,小便可。查体:精神可,咽淡红,双肺呼吸音粗,未闻及啰音,舌质红,苔薄白,脉略滑。目前属肺炎恢复期,余邪未尽,肺脾气虚。法当清泻余热,兼益肺脾。方用泻白散合二陈汤加减。

处方:桑白皮9 g、桃仁6 g、黄芩9 g、金荞麦9 g、川贝6 g、紫菀9 g、陈皮9 g、半夏6 g、茯苓15 g、甘草6 g、炒谷麦芽各9 g。取3剂。

2013年2月9日四诊:现无明显不适,纳食欠佳,舌淡红,苔薄白,脉弱。此仍属肺炎恢复期,念患儿平素易出汗、易感冒,虑其肺脾气虚,故健脾扶正、补肺益气尤为重要。

处方:黄芪15 g、白术9 g、防风6 g、太子参9 g、陈皮9 g、半夏6 g、茯苓 15 g、白扁豆 12 g、甘草 6 g、焦三仙各 9 g、生姜 3 片、大枣 5 枚。水煎服，日 1 剂，取 7 剂。

2013 年 2 月 16 日五诊：复查胸片示点片状阴影吸收，临床治愈。

【按语】此 2 例患儿符合小儿肺炎炎症期、排痰期、恢复期三期辨证治疗规律。

痰热闭肺证多由内外合邪而致。小儿阳热之体，外感风邪，易于入里化热，灼津炼液成痰；小儿脾常不足且饮食不知自节，随着生活水平的提高，鱼虾肉蛋奶等肥甘厚腻之品不绝于口，脾虚运化乏力，酿生痰热，痰热阻于气道，肺失宣肃，故见痰热闭肺之证。

两案发病初期，患儿均有咳嗽、喘憋、发热（或不发热），拍片示肺炎的特点，可诊断为小儿肺炎的炎症期。根据其咳嗽气喘，烦躁，呼吸困难，痰黄质黏，舌质红，苔黄腻，脉滑，肺部闻及中、小水泡音等证候，辨证为痰热闭肺型。治疗宜用清肺化痰之法，方用麻杏石甘汤合三子养亲汤加减。一般而言，用药后咳喘减轻，痰量减少，肺部听诊闻及大、中水泡音或痰鸣音，此时肺炎炎症逐渐消散吸收，开始进入排痰期，治疗宜排痰。然而体质不同，病机转化也不一样。案一患儿，阳热偏盛，热病易于伤津耗液，出现痰热蕴肺并有热病伤阴的病机，宜用清肺化痰止咳兼养阴法，常在清肺化痰基础上加沙参、麦冬、五味子、玉竹、芦根等养阴润肺之品，防止继续伤阴。恢复期，常肺胃阴伤，宜滋阴养胃敛肺，方选沙参麦冬汤加减。案二患儿，素体阳气不足，体质虚弱，病程日久，肺脾气虚，治宜健脾扶正、补肺益气，方以玉屏风散合六君子汤加减。

第三节　哮　喘

一、案一

袁某某，男，4 岁。2013 年 3 月 28 日初诊。

主诉:咳嗽喘憋 2 天。

2 天前受凉后引起咳嗽,痰难咯,喘憋,夜间症状较重,影响休息,自服急支糖浆、阿奇霉素效欠佳,即来诊。来诊时咳嗽气急,有痰难咯,喘憋较重,无流涕,纳呆,大便干,2 日 1 次,小便色黄。既往有哮喘史,平素易出汗、易感冒。查体:神志清,精神差,时有烦躁,鼻翼煽动,口周轻度发绀,三凹征(＋),咽红,双肺呼吸音粗,双肺可闻及哮鸣音,心率 100 次/分,律齐,心音有力,腹软,舌质红,苔黄腻,脉滑数。血常规:白细胞 10.1×10^9/L,淋巴细胞占比 28.2%,中性粒细胞占比 71.8%。中医诊断:哮喘(热性哮喘);西医诊断:支气管哮喘。此为小儿哮喘之发作期,证属痰热交阻于肺,予哮喘方加减。

处方:①炙麻黄 3 g、炒杏仁 6 g、生石膏 15 g、葶苈子 10 g、苏子 6 g、僵蚕 9 g、炒地龙 10 g、桑白皮 9 g、浙贝 10 g、白芥子 6 g、射干 6 g、生甘草 3 g、瓜蒌 15 g、莱菔子 15 g、半夏 6 g。取 3 剂。嘱:饮食清淡,以防碍胃。呼吸急促时,适当抬高枕头,保持呼吸道通畅。②阿莫西林颗粒 0.25 g,日 3 次,用 3 天。

2013 年 4 月 1 日二诊:喘憋,咳嗽较前减轻,喉中痰鸣,纳食不香,大便偏干,日一次,小便调。查见精神可,无鼻煽,口周红润,三凹征(－),双肺呼吸音粗,双肺可闻及哮鸣音,但较前减少,仍有少许痰鸣音,舌质红苔黄略腻,脉滑。此为痰热蕴肺,气道不利。法当宣肺化痰,解痉平喘,增加排痰之力。上方加枳实 6 g、冬瓜仁 12 g。取 3 剂。

2013 年 4 月 4 日三诊:偶咳,痰量减少,无喘憋,不思饮食,二便调。查体:精神可,咽淡红,双肺呼吸音粗,偶闻及干啰音,舌质红,苔薄白,脉略滑。目前属疾病恢复期,余邪未尽,肺脾气虚。法当清泄余热,兼益肺脾。泻白散合二陈汤加减。

处方:桑白皮 9 g、桃仁 6 g、黄芩 9 g、鱼腥草 12 g、川贝 6 g、紫菀 9 g、陈皮 9 g、半夏 6 g、茯苓 15 g、甘草 6 g、炒麦芽 10 g、地龙 10 g。取 3 剂。

2013 年 4 月 7 日四诊：偶咳，有痰，纳食欠佳，舌淡红，苔薄白，脉弱，双肺呼吸音粗。此仍属哮喘恢复期，肺脾气虚，念患儿平素易出汗、易感冒，虑其肺脾气虚，故健脾扶正、补肺益气尤为重要。

处方：黄芪 15 g、白术 9 g、防风 6 g、太子参 9 g、陈皮 9 g、半夏 6 g、茯苓 15 g、白扁豆 12 g、甘草 6 g、焦三仙各 9 g、生姜 3 片、大枣 5 枚。水煎服，日 1 剂，取 7 剂。停服阿莫西林、舒喘灵。

【按语】此例患儿符合小儿哮喘发作期、缓解期辨证治疗规律——"未发以扶正为主，既发以攻邪气为急"（《丹溪心法》）。急性期辨证加用抗过敏、解痉平喘的中药可提高临床疗效。

初诊时根据其咳嗽喘鸣，烦躁，呼吸困难，气急鼻煽，舌质红，苔黄腻，肺部闻及哮鸣音等证候，辨证为热性哮喘（痰热交阻型）。治疗用清热化痰平喘法。用哮喘方，即麻杏石甘汤合三子养亲汤加减。

二诊时，仍以咳嗽为主要症状，但喘憋减轻，痰增多，肺部听诊闻及哮鸣音、痰鸣音，此时气管痉挛、炎症仍较明显，但较初诊时减轻，此期治疗要以排痰、减轻气道阻塞为主要目的，故加冬瓜仁、枳实增强排痰之力。

三诊时，咳嗽减轻，痰减少，肺部听诊呼吸音粗，偶闻及干性啰音。属哮喘恢复期，余邪未尽，兼肺脾气虚。故当清泄余热，兼益肺脾。泻白散合二陈汤加减。

四诊时，偶咳，有痰，肺部听诊呼吸音粗。亦属哮喘恢复期，因有肺脾气虚之象，故以健脾扶正、补肺益气善后。方以玉屏风散合六君子汤加减。

二、案二

黄某某，男，8 岁。2010 年 8 月 2 日初诊。

主诉：喘咳 3 天。

夜喘重，伴咳嗽吐痰，鼻塞流涕，纳食可，二便正常。查体：听诊双肺哮鸣音满布，未闻及水泡音，舌质红，苔白稍厚，脉弦滑。其母诉说有哮喘病史 5 年,每年发作 10 余次,感冒后即喘。诊为痰热交阻之哮喘,予平喘方加减。

处方:炙麻黄 5 g、杏仁 10 g、生石膏 20 g、葶苈子 10 g、苏子 10 g、浙贝 10 g、白芥子 10 g、莱菔子 15 g、炒地龙 15 g、瓜蒌 15 g、胆南星 6 g、蝉蜕 6 g、甘草 3 g。5 剂,水煎服。

2010 年 8 月 7 日二诊:喘平咳止,仍鼻塞流涕,且经常喷嚏。查体:呼吸平稳,听诊喘鸣音消失,望鼻孔充血、黏膜水肿明显,舌质红,苔白。目前过敏性鼻炎症状明显,证属肺脾不足,余热未尽,治以健脾补肺化痰通窍,予哮喘调理方加减。

处方:沙参 10 g、百合 10 g、五味子 6 g、桑白皮 15 g、黄芩 10 g、陈皮 9 g、半夏 10 g、茯苓 15 g、炒苏子 10 g、浙贝 10 g、防风 6 g、苍耳子 9 g、辛夷 6 g。再服 9 剂。

2010 年 8 月 16 日三诊:无明显临床症状,舌质红,苔白少。上方去清泻肺热之黄芩、桑白皮,去疏风宣窍之防风、苍耳子、辛夷,加西洋参 6 g 增加补气养阴之力。2 天服 1 剂药,用本方加减调理月余,哮喘告愈。至今已 2 年,即使感冒发热亦未再发作哮喘。

【按语】祖国医学认为哮喘多为本虚标实,但发作期多为实证,多以痰热交阻、肺失宣肃为主要病机,故以清热宣肺、止咳平喘为治则。方中麻杏石甘汤宣肺平喘,三子养亲汤豁痰降气,胆南星、地龙、蝉蜕,解痉平喘,葶苈子、瓜蒌、浙贝,利肺气化痰。全方共奏宣肺平喘,解痉去痰之功。

二诊,从肺脾之根本治疗过敏性鼻炎。方中沙参、百合、五味子补肺气,补肺固本,桑白皮、黄芩清解肺中余热,陈皮、半夏、茯苓、苏子、浙贝和胃健脾化痰、培土生金去伏痰,苍耳子、辛夷宣通鼻窍。全方共奏健脾补肺化痰通窍之功。

三诊时过敏性鼻炎痊愈。哮喘缓解期重点从肺脾论治,从脾而言,健脾以杜生痰之源,养后天以助先天,且运脾可调畅气机使伏痰得化;从肺而言,补肺可御邪,防感即可防喘,肺的宣肃功能正常,可行华盖之职,宣降肺气以治痰。所用哮喘调理方,不仅补肺健脾,又疏理肺脾气机,不敛不涩,药性灵动,有助于化痰,可从根本上调理甚至治愈哮喘。

第四节 小儿厌食症

一、湿热蕴蒸案

郭某某,男,4 岁。2014 年 6 月 23 日初诊。

主诉:厌食半年。

患儿半年前与爷爷奶奶一起生活,高能量补品和儿童小食品不离嘴,一月后即不愿进食,逐渐面色黄,自服小儿消食药物不见效。就诊时食欲不振,乏力,懒动,腹胀,时有腹痛,时有恶心,未呕吐,大便不爽。舌质红,舌苔黄厚腻。查肝功能、心电图正常。诊为小儿厌食症,证属湿热蕴蒸,气机不通。治以清热化湿、宣畅气机。予湿热厌食方加减。

处方:葛根 9 g、黄芩 9 g、黄连 5 g、竹茹 9 g、枳壳 9 g、陈皮 6 g、半夏 6 g、茯苓 12 g、藿香 6 g、白蔻仁 6 g、厚朴 9 g。水煎服,日一剂,共 3 剂。

2014 年 6 月 26 日二诊:患儿食欲大进,未再述腹痛,大便如常,继服3 剂告愈。

【按语】当今时代有些家长缺乏育儿知识,片面强调高营养,进食以高热量、高蛋白为主,同时小儿时期脾常不足,食欲不能自调,食进不知自制,故而食积中阻,化热助湿,湿热蕴蒸,胃络受阻,气机不通而致食欲不振。"稚阴稚阳"之体,脾胃薄嫩,"饮食自倍,肠胃乃伤"。此方为葛根芩连汤合黄连温胆汤加减化裁而成。葛根芩连汤清利湿热,黄连温胆汤清热燥湿、理气化痰和胃。方中葛根辛甘而凉,入脾胃经,善于升举脾胃清阳之气,黄连、黄芩清热燥湿厚肠,竹茹、半夏降逆和胃燥湿,枳壳行气,陈皮理气燥湿,茯苓健脾渗湿。孟老在此二方基础上又加厚朴行气化湿、温中止痛,藿香芳香化湿醒脾止呕,白蔻仁化湿行气、温中止呕。诸药配伍,共奏清热化湿、宣畅气机之效,患儿服用后中焦湿热渐消,脾胃气机通畅,未用消食之品而食欲恢复,是为切中病机。

二、胃热脾虚案

丁某某,男,2岁。2015年3月2日初诊。

主诉:不思饮食半年余。

患儿半年前因过食肉类,以后一直不思饮食,时有胃疼、恶心口臭,喜冷饮,大便略干,日一次。查其面色红润,心肺(-),腹软,无压痛,舌质红,苔黄厚腻,脉弦滑,指纹紫滞。中医诊断:小儿厌食症(胃热脾虚)。治以清热导滞、通络和胃。方用清胃健脾汤加减。

处方:忍冬藤10g、竹茹9g、焦山楂10g、炒麦芽6g、连翘10g、陈皮9g、鸡内金9g、半夏6g、焦槟榔9g、炒莱菔子12g、白扁豆10g、苍术9g。3剂,水煎服,日1剂。

2015年3月5日二诊:食欲大进,恶心干呕减轻,未再腹痛,仍喜冷饮,大便软,日一次,小便可。查其面色红润,心肺(-),舌质红,苔黄略腻,脉滑,指纹紫红。此乃食热渐消,积滞渐化。上方去焦槟榔、炒莱菔子,加茯苓15g、枳壳9g、炒薏苡仁12g、焦神曲9g,继进4剂,诸恙皆安,疾病痊愈。近一月内仍忌荤腥,慎饮食。

【按语】此为喂养不当所致,"稚阴稚阳"之体,脾胃薄嫩,"饮食自倍,肠胃乃伤"。脾胃失运,食热积滞,胃络受阻,产生厌食、恶心、喜冷饮。方中忍冬藤为忍冬的茎叶,可去忍冬花轻宣疏解之效,入胃经而甘寒清热,《重庆堂随笔》记载该药可"清络中风火实热,解温疫秽恶浊邪",故用之清胃经胃络之邪热,为君药;竹茹、半夏助忍冬藤清解胃热,又可降逆止呕;白扁豆健脾利湿益胃,固护中州,以滋气血生化之源;陈皮、鸡内金、焦山楂、炒麦芽、炒莱菔子、焦槟榔理气导滞和胃消食,苍术燥湿和胃,连翘清热。全方共奏清胃健脾、和胃消食之效。二诊食热渐消,积滞渐化。上方去焦槟榔、炒莱菔子,加茯苓、枳壳、薏苡仁、焦神曲增加健脾理气化食之力。

三、脾阴虚案

李某某,女,5 岁。2013 年 8 月 8 日初诊。

主诉:厌食 1 年。

患儿素体虚弱,1 年前患肠炎腹泻 1 月余,此后饮食越来越差,曾自服健脾消食药物,未见明显效果。就诊时不欲饮食,口干不欲多饮,心烦腹胀,手心热,大便干,小便调。查体:面黄肌瘦,舌质淡红,少苔,边尖呈地图状。心肺正常,肝脾未触及。中医诊断:小儿厌食症(脾阴虚,运化无源)。治以补脾益气、甘淡养阴。方用补脾阴方。

处方:太子参 10 g、玉竹 9 g、白扁豆 10 g、山药 10 g、茯苓 10 g、生薏苡仁 12 g、白芍 6 g、甘草 3 g、大枣 3 枚。水煎服,日 1 剂,共 6 剂。

2013 年 8 月 16 日二诊时其母喜笑颜开,述说其女儿服药后已愿进食,心烦腹胀减轻。上方加鸡内金、炒谷芽等各 6 克,服 6 剂告愈。

【按语】此患儿腹泻日久,病程较长,而致脾阴虚,运化无源。脾阴虚的病理,历代医家论述尚少,清代医家唐容川有形象的比喻:"脾阳不足,水谷固不化,脾阴不足,水谷亦不化也。譬如釜中煮饭,釜底无火不熟,釜中无水亦不熟也。"现代名医蒲辅周指出:"五脏皆有阳虚阴虚之别。""脾阴虚,手足烦热,口干不欲饮,烦满,不思食。"脾阴乃脾阳运化的物质基础,动力源泉。孟老自拟补脾阴方治疗。方中太子参甘苦温入脾经,益气补脾,补而不滞,较柔和,且有助消化增食之功,玉竹养阴润燥,生津止渴,二者合用气阴两补共为君药;白扁豆、山药、茯苓甘淡平补脾胃气阴,薏苡仁健脾利水渗湿共为臣药;白芍、甘草酸甘化阴为佐药;大枣补脾益气,调和诸药为使药。复诊时加用鸡内金、炒谷芽健脾消食以助运化。

第五节 腹 泻

一、秋季腹泻案

叶某某,男,2岁。2014年9月18日初诊。

主诉:发热、腹泻3天。

患儿2天前突然出现发热,呕吐,体温在38.0℃左右,呕吐3次,为胃内容物,后出现腹泻,大便次数增多,每日10次左右,自服妈咪爱及蒙脱石散,未见明显疗效。就诊时低热,恶心未再呕吐,大便日10次左右,大便稀薄,黄色蛋花汤样,味臭,无脓血,纳呆,小便量略少。查体:精神可,皮肤弹性尚可,舌质红,苔白厚腻,指纹紫。大便常规(-)。血常规:白细胞6.8×10^9/L,中性粒细胞占比50.7%,淋巴细胞占比43.5%。中医诊断:泄泻(湿热);西医诊断:小儿秋季腹泻。治以和胃健脾、清热利湿。方用秋季腹泻方。

处方:葛根9g、黄连3g、藿香6g、苍术6g、茯苓10g、泽泻6g、车前子6g、炒谷芽6g、白扁豆9g、蝉蜕5g。3剂,水冲服。

2014年9月22日二诊:热退,大便日3~4次,质稠。原方继服3剂,大便成形,日1次。

【按语】小儿秋季腹泻是由轮状病毒引起的一种常见疾病,发病时间大多集中在每年的10~12月份,多发于6~24个月的小儿,起病急,初期常伴有感冒症状,如咳嗽、鼻塞、流涕,半数患儿还会发热(常见于病程初期),一般为低热,很少高热。大便次数增多,每日10余次,大便呈白色、黄色或绿色蛋花汤样,带少许黏液或脓血,无腥臭味。半数患儿会出现呕吐,呕吐症状多数发生在病程的初期,一般不超过3天。腹泻重者可出现脱水症状,如口渴明显、尿量减少、烦躁不安,后果比较严重。小儿秋季腹泻属中医泄泻范畴,小儿泄泻是由多种因素引起,以大便次数增多、粪质稀薄或如水样为特征的一种小儿常见病。而中医论治此病,有脏腑寒热虚实之辨,然脏器主要责之于脾,六淫主要责之于"湿"。一般认为湿邪困脾为此类疾病的主要病机。此外与肺、小肠关系也密切。虚实夹杂或虚证,多与肝肾密切相关。《素问·至真要大论》所谓:"诸呕吐酸,暴注下迫,皆属于热。"根据秋季腹泻的特点,辨证为泄泻病之湿热泻,按照湿热泻的特点,自拟以和胃健脾、清热利湿为治则的方药,以黄连、葛根为君药,黄连清热燥湿、泻火解毒,葛根解肌退热、生津止渴、升阳止泻;藿香、苍术芳香化湿、健脾燥湿为臣药;茯苓、泽泻、车前子、白扁豆、炒谷芽为佐药,其中茯苓配伍泽泻,二者均为甘淡之品能导水下行通利膀胱,但茯苓性平,偏于健脾渗湿,泽泻性寒善泻肾及膀胱之热,以除下焦湿热,二药合用利水渗湿之功尤著,且能胜热用于治疗水湿停滞下焦之水肿、小便不利、泄泻等证属偏热者;车前子渗湿止泻,白扁豆、炒谷芽消食导滞、健脾开胃;蝉引风吸露,只进不出,取类比象,用蝉蜕治疗腹泻而为佐使。诸药合用,有清热燥湿、健脾和胃、利湿止泻、解表退热之效。组方标本兼顾,清利、消积、健脾、和胃、升提、解表诸法并用。

二、寒湿泄泻案

司某某,女,3 岁。2013 年 9 月 9 日初诊。

主诉:呕吐腹泻 2 天。

患儿 2 天前受凉后出现发热呕吐,继之腹泻,日 7~8 次,水样便,恶寒,头痛,腹痛,恶心,纳呆,小便量少。查体:精神欠佳,舌质淡红,舌苔白腻,脉缓。大便常规(-)。血常规:白细胞 6.9×10^9/L,中性粒细胞占比 50.4%,淋巴细胞占比 48.7%。中医诊断:泄泻(寒湿);西医诊断:小儿腹泻。治以解表化湿、理气和中。方用寒湿泄泻方。

处方:藿香 6 g、半夏 6 g、陈皮 6 g、苍术 9 g、茯苓 10 g、佛手 6 g、厚朴 3 g、紫苏子 6 g、车前子 6 g、泽泻 6 g、白扁豆 10 g、薏苡仁 10 g。3 剂,水冲服。

2013年9月12日二诊:大便日1~2次,质稠。原方继服3剂,大便成形,日1次。

【按语】外感风寒、内伤湿滞证为夏月常见病证。风寒外束,卫阳郁遏,故见恶寒发热等表证;内伤湿滞,湿浊中阻,脾胃不和,升降失常,则为上吐下泻;湿阻气滞,则胸膈满闷、脘腹疼痛。孟老在藿香正气散的基础上加减用药。方中藿香为君,既以其辛温之性而解在表之风寒,又取其芳香之气而化在里之湿浊,且可辟秽和中而止呕,为治吐泻之要药;半夏、陈皮理气燥湿,和胃降逆以止呕,苍术、茯苓健脾燥湿以止泻,共助藿香内化湿浊而止吐泻,俱为臣药;湿浊中阻,气机不畅,故佐以厚朴、佛手行气化湿,畅中行滞,且寓气行则湿化之义;紫苏子辛温发散,助藿香外散风寒,尚可醒脾宽中,行气止呕,泽泻、车前子渗湿止泻,薏苡仁、白扁豆健脾利湿止泻。诸药合用,外散风寒与内化湿滞相伍,健脾利湿与理气和胃共施,使风寒外散,湿浊内化,气机通畅,脾胃调和,清升浊降,则吐泻自已。

三、脾虚伤食泻案

郑某,女,3岁。2013年10月31日初诊。

主诉:腹泻半月余。

患儿半月前饮食不节而致腹泻,日7~8次,自服妈咪爱及思密达等未见明显疗效。就诊时腹泻,日6~7次,大便质稀,有不消化食物残渣,味酸腐,不欲饮食,恶心无呕吐,乏力,少气懒言,腹胀痛时作,泄后痛减,小便调。查体:精神欠佳,舌淡苔薄腻,脉滑。中医诊断:泄泻(脾虚伤食);西医诊断:小儿腹泻。治以健脾消食、渗湿止泻。方用健脾消食方。

处方:党参10 g、炒白术9 g、茯苓10 g、白扁豆10 g、山药10 g、炒神曲10 g、炒麦芽10 g、鸡内金9 g、白蔻仁6 g、厚朴10 g、木香3 g、枳壳9 g、泽泻6 g、蝉蜕6 g、大枣2个。3剂,水冲服。

2013年11月2日二诊:大便日2~3次,质稠,腹胀痛缓解。原方去泽泻、木香,继服3剂,大便成形,日1次。

【按语】平素中气不足,纳则不易消,不知节制,则伤食而胃脘痞结不舒,食而无味,厌食呕恶,肢体困倦,气短眩晕或腹痛腹泻,六脉微弱或滑,舌淡苔薄腻。治以健脾消食,渗湿止泻。方中党参、白术、茯苓益气健脾渗湿为君;山药、白扁豆助君药以健脾益气,渗湿止泻为臣药;炒神曲、炒麦芽、鸡内金消食和胃,白蔻仁理气宽中燥湿,厚朴、木香健脾行气、燥湿消积,枳壳理气宽中、行滞消胀,泽泻利水渗湿共为佐药;叶天士云久泻乃"阳明胃土已虚,厥阴肝风振动",再者蝉蜕祛风解痉平肝止泻,大枣健脾和中,调和诸药,共为使药。综观全方,补中气、渗湿浊、行气滞、消食积,使脾气健运,湿邪、食邪得去,则诸症自除。伤食虚证,脾虚为本,食积为标,只能补中有消,不可只消无补,犯"虚虚之戒"。

第六节　心肌炎

一、热毒侵心案

孙某某,男,5 岁 2 个月。2013 年 3 月 5 日初诊。

主诉:咳嗽、发热 3 天,心慌 1 天。

患儿受凉后出现流涕,鼻塞,咳嗽,痰不多,低热,体温 37.8℃左右,自服小儿肺热咳喘颗粒、小儿氨酚黄那敏、头孢克洛,流涕减轻,仍咳嗽、低热,今日患儿述左胸部不适,心慌,精神不佳,故来诊。查体:神志清,精神欠佳,咽充血,心率 120 次/分,律齐,心音低钝,双肺呼吸音粗,舌质红,苔黄,脉浮数。血常规:白细胞 6.5×10^9/L,中性粒细胞占比 39.7%,淋巴细胞占比 52.4% ;心电图示:窦性心动过速;心肌酶谱:CK – MB 40 U/L,CK 210 U/L,LDH 381 U/L,高于正常范围。中医诊断:心悸(邪毒侵心证);西医诊断:心肌炎。治以清热解毒、养心复脉,方用银翘散加味。

处方:金银花 15 g、连翘 10 g、丹参 10 g、柏子仁 10 g、甘草 6 g、黄连3 g、栀子 9 g、桔梗 10 g、瓜蒌 15 g、薄荷 10 g、荆芥 10 g、牛蒡子 6 g、前胡

10 g、厚朴 6 g、百部 9 g。3 剂,水煎服。西药予维生素 C、ATP、果糖二磷酸钠静脉点滴以营养心肌。

2013 年 3 月 8 日二诊:服药后热退,无流涕,咳嗽减轻,有痰,未述心慌,纳少,二便调。查体:神志清,精神佳,咽红,心率 110 次/分,律齐,心音略低钝,双肺呼吸音粗,舌质红,苔黄腻,脉滑。治疗上西药继用,因表证已解,中药上方去解表之荆芥、薄荷,加石菖蒲 10 g,郁金 10 g 以化痰开窍、清心安神,加焦山楂 10 g,神曲 10 g 消食导滞。4 剂,水煎服。

2013 年 3 月 13 日三诊:患儿不咳嗽,有时有痰,无发热,无乏力,纳增,眠安,二便调。查体:神志清,精神佳,心率 95 次/分,律齐,心音有力,双肺听诊无异常,舌质红,苔白腻,脉平。西药继用上述营养心肌药物。患儿已不咳嗽,中药去前胡、百部,加半夏 6 g 燥湿化痰。7 剂,水煎服。

2013 年 3 月 20 日复查心电图、心肌酶谱均正常。

【按语】心肌炎多由病毒侵犯心脏引起,是以心肌炎性病变为主要表现的疾病,以乏力、心悸、气短、面色苍白、多汗为特征。发病年龄以 3～10 岁小儿多见。本病临床表现轻重不一,如能及早发现与治疗,预后大多良好。本例患儿因感受风热邪毒,蕴郁于肺卫,邪正相争,故发热;风邪束表,肺失宣肃,故鼻塞、流涕、咽红、咳嗽;邪毒入里,侵及心脉,心失所养,故心悸;心气不足,气滞血瘀,故胸闷不适。治宜清热解毒、活血化瘀、养心复脉。方中金银花、连翘、荆芥、薄荷、牛蒡子清热解表、解毒利咽,黄连、栀子清热泻火,枯梗、前胡、瓜蒌、百部宣肺止咳化痰,丹参活血化瘀,柏子仁养心安神,厚朴宽胸理气,甘草调和药物、补心脾。二诊时患儿已不发热,无鼻塞流涕,表证已解,故去薄荷、荆芥。心率仍快,舌苔黄腻,故加石菖蒲化痰开窍,郁金活血行气、安神定痛。患儿纳食少,加焦山楂、神曲消食导滞。三诊时患儿已无明显不适,有时有痰,舌苔白腻,去止咳的百部、前胡,加燥湿化痰的半夏。

该患儿发现病情较早,治疗及时,又中西医结合,临床治疗效果较好,半月时间临床治愈。心主血脉,无论是早期邪毒内舍于心,或痰瘀互结,还是中后期心气虚心阴虚,均可影响气血运行。在心肌炎的病理演变过程中,多有血流运行不畅的病理机制,所以活血化瘀药贯穿疾病治疗的始终。

二、气阴两虚案

王某某,男,4岁。2012年2月1日就诊。

主诉:叹息1月余。

1月前患儿曾患感冒,经治疗感冒愈,但出现叹息,家长未予注意,未服药物,叹息逐渐加重,遂来我院诊治。症见叹息连作,乏力,盗汗,食欲不振,手足心热,眠安,二便调。查体:体温36.4℃,神志清,精神可,面色黄,心率115次/分,律齐,心音低钝,各瓣膜听诊区未闻及病理性杂音,双肺听诊无异常,舌质红,舌苔黄,脉细数。心电图:Ⅱ、Ⅲ、AVF、ST－T低平、倒置。心肌酶谱:CK－MB 84 U/L,LDH 377 U/L,HBDH 423 U/L,均高于正常。中医诊断:心悸(气阴两虚证);西医诊断:心肌炎。治以益气养阴、养心调律,予炙甘草汤加减。

处方:炙甘草6 g、黄芪10 g、党参10 g、茯苓15 g、沙参10 g、麦冬10 g、五味子6 g、丹参9 g、苦参6 g、柏子仁10 g、酸枣仁15 g。7剂,水煎服,日1剂。同时口服维生素C、果糖二磷酸钠。

2012年2月9日复诊,叹息明显减轻,未述乏力,仍食欲不振,盗汗减轻,手足心热,二便调。查体:心率100次/分,律齐,心音有力,舌红苔黄,脉细数。上方加煅牡蛎15 g、山药15克、焦山楂10 g、焦神曲10 g、鸡内金10 g。7剂,水煎服。

2012年2月18日三诊,患儿基本无叹息,无乏力,纳增,眠安,二便调。查体:心率92次/分,心音有力,舌淡红,苔微黄。复查心电图正常。继服上药7剂。

【按语】心肌炎是小儿常见的心脏疾患之一,是指各种病因侵犯心脏引起心肌急性或慢性炎性改变,可造成心肌细胞变性坏死。随着病毒感染的增多,心肌炎的发病有上升趋势。本病属中医的"心悸""怔忡""胸痹""虚劳""温病"等范畴。《婴童百问·慢惊》:"心藏神而恶热,小儿体性多热,若感外邪,则风热相搏于脏腑,其气郁愤,内乘于心,令儿神志不宁,故发为惊。若惊甚不已,则悸动不宁,是为惊悸之病。"说明本病的发生与感受外来邪气有关。毒邪搏于血脉,内舍于心,以致心脉痹阻,营血运行不畅,引起心悸。日久耗气伤阴,致气阴两虚。该患儿病初曾感外邪,外邪内舍于心,出现叹息,家长未重视,导致病情加重,出现乏力、盗汗、纳呆、手心热等气阴不足的情况。治疗应益气养阴,养心调律。方中炙甘草、党参、黄芪益气以补心脾;沙参、麦冬、五味子养阴敛汗,五味子还有宁心安神之功;气为血帅,气行则血行,气虚推动无力,血行瘀滞,加丹参活血化瘀,以促血行;柏子仁、酸枣仁养心安神;苦参清热解毒、调整心律;茯苓健脾。诸药合用,共奏益气养阴、养心安神、宁心复脉之功。二诊时症状减轻,唯有纳食不佳,方中加山药、鸡内金、山楂、神曲健脾消食,以使气血生化有源,心脏得养,疾病向愈。

第七节 尿 频

张某某,男,5 岁。2014 年 4 月 14 日初诊。

主诉:尿频 1 月余。

患儿 2 月初曾患支气管炎,在家服药 20 余日方愈,3 月初送幼儿园,逐渐出现尿频,尿频出现在白天,日数十次,曾在外院做尿常规检查,3 次均正常,B 超查肾、膀胱亦未见异常,诊为"神经性尿频",予谷维素等药物治疗未效,遂来求治于中医。来诊时尿频,每日白天小便约 30 余次,甚至 3～5 分钟一尿,无尿痛感,每次尿量少,或点滴而下,时有心烦,夜间有时多梦,纳食可,大便正常。查体:精神可,面色黄,心肺(－),舌淡红,苔薄白,脉细弱。尿常规(－)。中医诊断:尿频(肾虚不固证);西医诊断:白天尿频综合征。此为病后失于调理,或过劳伤肾,致肾气不足,气化失常,膀胱失约,则见白天尿频不禁。肾气不足,不能上通于心,故见心烦、多梦。此属肾虚不固之尿频。法当补肾固脬、收敛固涩为主。方拟五子衍宗丸加减。

处方:菟丝子10 g、覆盆子12 g、枸杞子10 g、五味子6 g、金樱子6 g、山药15 g、益智仁10 g、桑螵蛸10 g、鸡内金10 g、熟地12 g、山萸肉10 g、茯苓15 g、石菖蒲9 g、甘草3 g。3 剂,水煎服。嘱:①适当陪小儿玩耍,分散其注意力,避免精神紧张。②注意休息,保证足够睡眠,清淡饮食。

2014 年 4 月 17 日二诊:排尿次数明显减少,每日白天小便约 10 余次,每次尿量增加,纳眠可,大便调。查体:精神活泼,面色黄,心肺(－),舌淡红,苔薄白,脉细弱。此药证相应,其效如鼓,效不更方,再进 3 剂,尿量、次数均正常,疾病告愈。

【按语】白天尿频综合征又称为神经性尿频,多发生于学龄前儿童,是儿童的常见病、多发病。其临床表现为:醒时尿频,次数较多,甚者数分钟 1 次,点滴淋沥,但入寐消失,反复发作,无明显其他不适。实验室检查:尿常规、尿培养无阳性发现。现代医学认为此病与神经精神因素有关,无器质性病变。究其原因,一方面小儿大脑皮层发育尚不够完善,对脊髓初级排尿中枢的抑制功能较差,容易受外界不良刺激的影响而出现排尿障碍,另一方面一些不良刺激,可使小儿精神紧张、焦虑,使抑制排尿的功能发生障碍,而出现小便次数增多。孟老认为小便频数主要由于小儿体质虚弱,肾气不固,膀胱约束无能,气化不宣所致。《素问·脉要精微论》:"水泉不止者,是膀胱不藏也。"《素问·逆调论》:"肾者,水脏,主津液。"这里所说的水脏、主津液,即包括了肾脏的泌尿功能和水液代谢功能。肾主骨生髓,上通于脑,与现代医学的神经系统相关。故尿频与肾关系密切,多与肾气虚有关。临床多用补肾固摄之法,疗效满意。如此患儿因病后失于调理,或玩耍时间过长疲劳过度,过劳伤及脾肾,膀胱气化无力,而发生小便频数。

孟老常用五子衍宗汤加减组方,常用药物为菟丝子、枸杞子、覆盆子、五味子、金樱子、山药、益智仁、桑螵蛸。菟丝子、枸杞子、覆盆子、五味子皆为植物种仁,味厚质润,既能滋补阴血,又蕴含生生之气,性平偏温,擅于益气温阳。其中菟丝子温肾壮阳力强;枸杞填精补血见长;五味子五味皆备,而酸味最浓,补中寓涩,敛肺补肾;覆盆子甘酸微温,固精益肾。加金樱子酸涩固肾缩尿,桑螵蛸补肾助阳涩尿,益智仁、山药益肾缩泉。本例又以石菖蒲开心窍,熟地补肾水,山萸肉收敛固涩,茯苓健脾益心。心肾同调,药证相应,故效果良好。

第八节　遗　尿

一、案一

郭某某,男,8 岁。2010 年 8 月 10 日就诊。

主诉:遗尿 5 年。

3 岁以后仍每夜遗尿 1～3 次,醒后不自知,家长不以为病,未曾治疗,上小学后感到自卑,家长方才感到事情严重,遂每睡前让患儿少喝水,每夜叫其起床排尿,仍每夜遗尿 1 次,遂辗转来诊。查体:精神可,发育正常,形体偏瘦,面色暗黄,舌质淡红,苔淡白。自述学习成绩一般,上课时难以专心听讲。尿常规(－),腰骶正位片(－)。诊断为遗尿(肾虚下元不固证),治以补肾固摄,予遗尿方加减。

处方:熟地黄 20 g、山萸肉 10 g、山药 20 g、五味子 6 g、益智仁 15 g、桑葚 10 g、枸杞子 10 g、诃子 3 g、肉桂 5 g、桑螵蛸 10 g、远志 12 g、石菖蒲 10 g、生龙骨 15 g、甘草 3 g。服 7 剂,遗尿大减,1 周只有 1 次遗尿。守方再服 6 剂告愈。

二、案二

唐某某,男,5 岁,2014 年 11 月 17 日初诊。

主诉:遗尿 2 年。

患儿自小尿床,每晚 1～2 次,尿后方醒,尿量时多时少,尿味不重,易汗出,无明显乏力,纳食少,大便溏薄,日 1 次,常夹不消化物。平素易患感冒、咳嗽之疾。查体:面色少华,心肺(－),舌质淡红,苔白,脉弱。尿常规(－),腰骶正位片未见异常。诊断为遗尿(脾肾两虚、膀胱失约证)。治以补肾健脾、固涩小便。予遗尿方加减。

处方:熟地 15 g、覆盆子 9 g、五味子 6 g、生龙骨 15 g、山萸肉 10 g、益智仁 9 g、茯苓 12 g、柏子仁 10 g、山药 12 g、诃子 5 g、薏苡仁 12 g、鸡内金 10 g、炒神曲 9 g、枸杞子 6 g、石菖蒲 10 g。7 剂,水煎服。

2014 年 11 月 24 日二诊:遗尿有减,每日或隔日 1 次,尿后方觉,白天时有尿频,纳食增。患儿平素易感冒,汗多便溏,为肺脾不足,上虚不能制下,故方中加黄芪 10 g 补脾肺之气,补气敛汗,萹蓄 10 g 清热利小便。去鸡内金、炒神曲、枸杞子,加沙苑子 6 g、桑螵蛸 10 g 进一步加强补肾固涩之力。7 剂,水煎服。

2015 年 5 月 7 日因咳嗽来诊,家长告知服以上中药 14 剂后,患儿夜间能觉醒,主动呼叫家长排尿,未再发生尿床,方知遗尿已愈。

【按语】遗尿,俗称尿床,是指 3 岁以上的小儿睡中尿床,醒后方知的一种病症。轻者数夜尿床 1 次,重者每夜尿床 1～2 次,甚或更多,除尿床外,无其他伴随症状。遗尿的患儿尿常规检查正常,X 线摄片部分有隐性脊柱裂。遗尿必须及早治疗,如果迁延日久,会妨碍小儿的身心健康,影响发育。

西医认为本病与神经功能不协调、膀胱功能发育迟缓、睡眠觉醒功能障碍、遗传、突发精神刺激等有关。祖国医学认为遗尿与脏腑功能发育不完善有关,特别是脾、肺、肾虚弱有关。肾司二便,肾气足可温煦膀胱,化气行水，膀胱固摄有权，开合有度；肾阳气虚则命门火衰，阴气极盛，致"下焦竭则遗溺失禁"。脾为气血生化之源，脾健自可制水，清升浊降；脾虚则生化无源，不能涵养先天之本，致肾虚膀胱失约而遗尿。肺为水之上源，具宣发肃降之职，若雾露之溉，可通调水道，下输膀胱；肺气虚则宣降失职，水液泛滥无制，致膀胱失约而自遗。素有痰湿内蕴者，入睡沉迷不醒，呼叫不应，常可遗尿。肝经湿热，火热内迫，也致遗尿。

案一患儿已遗尿 5 年，夜尿不自知，形瘦，面暗黄，舌淡红，苔淡白，上课注意力不集中。诊为肾虚遗尿，治以补肾固摄，处方为遗尿方去覆盆子、金樱子加肉桂、诃子、石菖蒲、远志、生龙骨、甘草。以熟地黄、山萸肉、山药补肾健脾，益智仁温肾纳气、固涩缩尿为主药；加少量肉桂温补下元、微微生火，体现了阴阳相助、少火生气之义；加诃子合五味子、枸杞子、桑葚、益智仁补肾固涩缩尿，涩以止遗，临床实践中补肾固涩诸子常交替使用，用药宜灵活变通；石菖蒲、远志化痰开窍，善疗睡眠深沉、夜尿不能自知；生龙骨敛心神而涩精气；甘草调和诸药。全方共奏补肾缩尿止遗之功。药证相符，收效甚佳。

案二患儿从小尿床，不能自醒，易汗出，食少便溏，平素易感，面色少华，舌质淡红，苔白，脉弱。四诊合参诊为脾肾两虚、膀胱失约之遗尿。初诊时从脾肾论治，温补脾肾，固涩小便，中焦得制则水约，下焦得温而寒去，膀胱得暖而气化，以遗尿方加减。方中熟地、山茱萸、山药、益智仁滋补脾肾；枸杞子、诃子、五味子、覆盆子、生龙骨益肾固涩缩泉；茯苓、薏苡仁健脾和中益气助运；石菖蒲化痰开窍醒神；柏子仁养心安神；鸡内金、神曲健脾消食。二诊时纳食增加，遗尿减轻，白天小便频数，无尿痛。念该儿经常感冒，容易汗出，肺脾不足，上虚不能制下，故加黄芪补肺脾之气并益气固脱敛汗，加桑螵蛸、沙苑子加强益肾固涩小便之力；因患儿白天尿频，故加萹蓄苦降下行、通利膀胱，与众多补益脾肾之品同用，补利兼有。本案在重点治肾的基础上，顾及脾肺心诸脏，"随其所得而攻之"，故达到理想效果。

第九节 儿童抽动症

一、湿热蕴肝案

孙某某,男,7岁。2013年4月8日就诊。

主诉:不自主眨眼、耸肩1月余。

家长述患儿平素脾气急,易怒,发病前曾受责备,频繁眨眼,滴眼药水效果不明显,之后出现耸肩,在外院确诊为抽动症,治疗效果不理想,遂来我院就诊。刻下症见:不自主频繁眨眼、耸肩,纳呆,自述睡中多梦,大便干,舌质红,舌苔黄厚腻,脉弦滑。四诊合参认为肝经湿热熏蒸,蒙蔽清窍而致病。中医诊断:抽动症,证属湿热蕴肝。治当清肝泄热、利湿化浊。予平肝止抽方加减。

处方:龙胆草12 g、柴胡9 g、栀子9 g、黄芩10 g、郁金9 g、茯苓6 g、石决明12 g、钩藤12 g、龙齿15 g、白芍10 g、甘草5 g、大枣3枚。7剂,水煎服,日1剂。嘱:清淡饮食,调畅情志。

2013年4月15日二诊:症状大减,患儿自述能控制抽动,仍不自主眨眼,舌质仍红,舌苔白稍厚,脉弦。上方去郁金、白芍加夏枯草12 g、石菖蒲12 g,再服12剂告愈。

【按语】该患儿形体偏胖,平素急躁易怒,发病前曾受责备,考虑有一定的精神因素致肝郁化热,日久则湿热蕴蒸。肝经湿热阻滞,则疏泄无权,湿热循经上扰,肝热升动太过,故见不自主抽动、眨眼等。用平肝止抽方加减以清泻肝胆湿热,肝经热重故加龙胆草、栀子、黄芩以泄三焦火热,清肝经湿热;龙齿、石决明、钩藤镇肝息风止痉;白芍柔肝平肝;郁金、石菖蒲清热化痰以利湿;茯苓、大枣顾护脾胃使泄热而不伤脾胃之气。此外,该患儿的发病原因以心理因素为主,通过药物治疗和心理疏导,标本同治而病愈。

二、胆郁痰阻案

王某,男,8岁。2014年3月8日就诊。

主诉:频繁眨眼、耸肩1月余。

患儿自幼胆小,因一次受家长训斥后出现频繁眨眼、耸肩、头左右摆动月余。家人责之,症状发作越加频繁。发作时口中自言自语,神情呆滞,饮食欠佳,二便调,睡眠可。查体:患儿面白无华,目光呆滞,表情不活泼,心肺无异常,腹平坦,肝下界未触及,舌质淡尖红,苔微黄厚腻,脉滑。脑电图示正常范围。诊断为抽动—秽语综合征。四诊合参辨证为胆郁痰阻型。治以利胆化痰、镇肝息风。予平肝止抽方合温胆汤加减。

处方:钩藤12 g、柴胡9 g、石菖蒲10 g、茯苓15 g、郁金9 g、陈皮10 g、半夏9 g、枳实10 g、竹茹9 g、远志9 g、甘草3 g、生姜3片。6剂,水煎服,日1剂。

2014年3月14日再诊,症状明显减轻,上方改枳实为枳壳,再服15剂告愈,随访1年未复发。

【按语】患儿胆气虚弱,胆木清净之腑,其郁而不达,胃气因而不和,进而化热生痰,痰热扰胆,肝风升动则抽动眨眼,痰热蒙窍则口中秽语。本病根源在肝胆,胆为气机升降之枢,对于气机的升降出入起调控作用,胆郁痰扰气机升降失职,蒙蔽清窍。《素问·六节藏象论》亦有"肝为魂之居所"的说法,而"肝魂"亦有赖于肝藏血功能的发挥,若胆气不足,郁而不畅,日久必损及肝,肝血耗伤,肝风内动,而发抽动。需使痰祛络通胆气调达,则气机清窍畅达,心神自宁。钩藤、柴胡、郁金、枳壳(实)通达肝胆之气,疏通郁结之气;石菖蒲、陈皮、半夏、竹茹、茯苓或豁痰或化痰以畅达郁结肝胆之气;甘草、远志以安心神之精气。诸药调和使痰消气畅且可安定怯懦之胆气,加之情志心理疏导,以奏标本同治之效,疾病可愈。

三、脾虚肝旺案

魏某某,男,4岁。2014年6月16日初诊。

主诉:频繁张嘴半月。

平素纳食少,大便干,2 天 1 次,半月前患儿无明显诱因出现张嘴,较频繁,无嘴干及嘴痒不适。既往易感冒,出生足月,顺产。查体:神志清,精神可,身形瘦小,面色黄无光泽,舌质红,舌苔白,脉弦数。诊断:抽动症,中医证属土虚木乘。治疗扶脾抑肝、息风解痉。予平肝止抽方合参苓白术散加减。

处方:钩藤 15 g、僵蚕 10 g、白扁豆 12 g、生龙骨 20 g、茯苓 12 g、蝉蜕 9 g、连翘 12 g、生甘草 3 g、枳壳 9 g、胆南星 6 g、太子参 15 g、炒神曲 10 g、鸡内金 10 g。水煎服,7 剂,日 1 剂。

2014 年 6 月 23 日二诊:服药平妥,纳食少,张嘴减轻,梦语多,咽红,心肺听诊无异常,舌质淡红,舌苔白,治疗有效,上方加薏苡仁 12 g、石菖蒲 10 g、郁金 10 g,5 剂。

2014 年 6 月 28 日三诊:症状减轻,睡眠安,无梦语,纳食仍少,二便调。上方去薏苡仁,加郁金 10 g、白芍 15 g,10 剂。

2014 年 7 月 10 日四诊:抽动症状大减,眠安,纳食少,上方加炒谷芽 10 g。7 剂。巩固疗效。

【按语】脾在五行属土,肝属木,在五行的关系是木克土。五行的相生和相克,对人体生理来说,属于正常生理现象,如果土本身不足,导致了木克土的力量相对增强,使土更加不足,形成"土虚木乘"。该患儿平素脾胃薄弱,纳食较少,面色发黄,日久土虚木乘,肝木无制,因脾虚肝旺,肝风内动出现频繁张嘴抽动。气有余便是火,用连翘清内热。钩藤、僵蚕、蝉蜕、胆南星息风止痉,清热平肝,以抑肝木。龙骨镇静安神。白扁豆、茯苓、鸡内金、太子参、神曲、麦芽补气健脾、健胃消食,以扶脾土;枳壳行气宽中。二诊时,症状减轻,梦语多,效不更方,加薏苡仁、石菖蒲、郁金清心化痰开窍。三诊时,无梦语,加白芍,配甘草酸甘化阴,柔肝缓急。服药效果明显。四诊时,继服上药,以巩固治疗。由于本病容易反复发作,在日常生活中应注意预防感冒、避免情志刺激、饮食宜清淡等。

第十节 梦游症

郭某某,男,7岁。2008年5月6日初诊。

主诉:夜间梦游半年余。

其母述患儿因6个月前目睹其父发生车祸而引起,每晚睡觉1小时后起来在房间游走约半小时,自己穿衣、上厕所、来回走动,再去上床睡觉,每晚如此,询其昨夜情景,茫然无知。自述胆小易惊,夜间梦多,食欲欠佳,大便偏干,日1次,小便可。望其面黄形瘦,精神差,目光呆滞。听诊心肺无异常。舌质淡红,苔白腻,脉弦滑。中医诊断:梦游症(肝胆气郁、脾虚痰扰证);西医诊断:梦游症。治以理气解郁、化痰健脾。予温胆汤加味。

①处方:陈皮9 g、半夏6 g、茯苓15 g、枳实9 g、竹茹9 g、太子参9 g、黄芪10 g、白芍15 g、郁金10 g、石菖蒲10 g、远志10 g、生龙骨30 g、炙甘草9 g。7剂,加生姜3片,大枣5枚,水煎服,日1剂。②注意心理调适。家庭和学校共同努力,创造较为愉悦的生活学习环境。

2008年5月13日二诊:夜间睡觉梦游明显减少,仅发生2次,且程度减轻,有一次仅坐起一会约5分钟再度入睡。患儿自述夜梦减少,胆气渐壮,仍食欲不振,二便调。上方加鸡内金9 g、炒麦芽10 g,再服7剂梦游告愈。后又服10剂中药以健脾和胃,食欲渐增,面色渐红润。随访1年梦游未再复发。

【按语】梦游症俗称"迷症",是指睡眠中突然爬起来进行活动,而后又睡下,醒后对睡眠期间的活动一无所知的一类症状。发病原因有心理社会因素、睡眠过深、遗传因素、发育因素等,治疗多采用厌恶疗法、精神宣泄法。

此儿因情志不遂,暴受惊恐及悲伤刺激,惊则气乱,恐则气下,悲则气消,影响肝胆而使气机不利。肝藏魂,喜条达而恶抑郁,胆主决断,喜宁静而恶烦扰。肝胆气郁则疏泄失职、失于决断、肝魂不藏、神魂无主,故见梦游、胆小易惊、夜间梦多、精神不振、目光呆滞等症;木气郁则土气不达,日久脾虚而生痰湿,脾气虚则面黄形瘦、食欲欠佳;痰湿上蒙心窍也可出现神呆、梦多等症。四诊合参总属肝胆气郁、脾虚痰扰之证,治宜理气解郁、化痰健脾,方用温胆汤加味。以温胆汤理气化痰,和胃利胆。其中半夏燥湿化痰、和胃止呕,竹茹清热化痰除烦,陈皮理气行滞、燥湿化痰,枳实降气导滞消痰,茯苓益气健脾渗湿,以杜生痰之源,煎加生姜、大枣调和脾胃,甘草健脾又调和诸药。本患儿脾虚较甚,又加太子参、黄芪健脾益气;加白芍养护肝体,体阴而用阳,防伤肝阴肝血;加石菖蒲、郁金、远志豁痰开窍;加生龙骨敛神定志。故治疗本病取得良好效果。孟老临床常用温胆汤加减治疗小儿各种心神疾患,甚至疑难怪病,常获捷效,值得很好体会学习。

二诊之时,夜梦减少,胆气渐壮,仍食欲不振,故加鸡内金、炒麦芽以消食健脾和胃。

第十一节 过敏性紫癜

王某某,男,4 岁 8 月。2011 年 12 月 3 日初诊。

主诉:双下肢紫癜半月余。

半月前患儿无明显诱因出现双下肢皮肤密集瘀点、瘀斑,压之不褪色,色红,高出皮肤,就诊于外院,当时查尿常规阴性,血常规白细胞 8.77×10^9/L,红细胞 5.66×10^{12}/L,血红蛋白 125 g/L,血小板 235×10^9/L,中性粒细胞占比 53.60%,淋巴细胞占比 32.80%。诊断为过敏性紫癜。予青霉素、维生素 C 静滴,氯雷他定口服。紫癜消退后复现。来诊时症见双下肢脚腕处见皮下出血点,色鲜红,对称分布,皮肤瘙痒,无腹痛及关节痛,纳差,睡眠安,小便黄,大便偏干。既往史:否认重大疾病史。过敏史:头孢皮试阳性,否认其他食物药物过敏史。查体:面色暗,咽部充血,双下肢皮肤瘀点、瘀斑大小不一,略高出皮面,压之不褪色,舌质红,苔黄,脉浮数。中医诊断:肌衄(风热伤络型);西医诊断:过敏性紫癜。治以祛风清热、凉血安络。

处方:金银花18 g、蒲公英15 g、紫草12 g、牡丹皮10 g、茯苓15 g、白扁豆15 g、黄芪15 g、防风6 g、白芍12 g、旱莲草15 g、地肤子9 g、白鲜皮9 g、田三七3 g、白茅根10 g、大小蓟各10 g、甘草3 g。7剂,水煎服,日1剂。

2011年12月10日二诊:皮疹明显减少,瘙痒减轻,查体可见脚踝处少量紫癜,色暗红,舌淡苔少,脉浮数。属风热伤络,热毒已轻,气阴已伤。治以益气养阴、清热解毒、凉血祛风。

处方:生地10 g、白芍10 g、川芎6 g、何首乌10 g、当归6 g、牡丹皮6 g、白术9 g、茯苓10 g、西洋参1 g、金银花10 g、白蒺藜10 g、紫草10 g、连翘10 g、蝉蜕6 g。6剂,水煎服,日1剂。

2011年12月17日三诊:未再出紫癜,纳可,二便调,舌质淡,苔白,脉弱。

处方:黄芪15 g、防风9 g、白术9 g、茯苓9 g、当归6 g、白芍10 g、山药12 g、川芎6 g、何首乌9 g、西洋参1 g、白蒺藜10 g、旱莲草15 g、枸杞子9 g。以本方守方14剂后病瘥。

【按语】孟老治疗紫癜这类出血性疾病,非常重视观察病情缓急、邪正关系,常凉血不忘摄血,健脾益气之法贯穿治疗之始终,体现了祛邪不忘扶正的治疗思路。本案首诊虽以祛风清热、凉血安络为主,但佐茯苓、白扁豆、黄芪健脾益气,使气能摄血;二诊热毒已轻,气阴已伤,故加用了益气养阴的药物,如用西洋参等药,充分考虑了热病后期易伤阴的特点,顾护气阴为本,消除紫癜为标,体现了标本同治;后期,扶正为主,祛邪为辅,以玉屏风散加茯苓、山药、西洋参健脾益气,充分体现了扶正祛邪益气摄血的治疗思路。

第十二节 荨麻疹

丁某某,男,13 岁。2013 年 1 月 31 日初诊。

主诉:皮肤反复出现皮疹 5 年,近又出现皮疹 2 天。

患儿 5 年前无明显诱因引起皮肤反复出现皮疹,约 1 月发作 1 次,皮疹大小不等,多少不一,伴瘙痒,色红,服抗过敏药 1~3 天皮疹可消失,严重时出现喘憋、呼吸困难,曾先后在西医院抢救 3 次,最近 1 次严重发作在 2012 年 7 月,家长很着急,遂慕名请孟老诊治。家长述皮肤又出现红色大小不一的红色皮疹 2 天,局部瘙痒,无发热,有受凉风史,平素出汗较多,纳食可,二便调。查体:形体肥胖,体重 82kg,心肺(-),面部躯干四肢见多处风团样皮疹,大小不等,舌体胖,舌质红,苔白略腻。诊断为慢性荨麻疹,证属肺脾气虚、风热入络、血热生风。治当益气固表、清热凉血、祛风止痒。处方:黄芪 15g、炒白术 10g、防风 9g、茯苓 20g、党参 15g、炙甘草 3g、白鲜皮 10g、蝉蜕 9g、荆芥 10g、蒺藜 15g、白芍 15g、当归 10g、牡丹皮 15g、陈皮 10g。7 剂,水煎服,日 1 剂。嘱停服抗过敏药。

2013 年 2 月 18 日二诊:服药后效果明显,皮疹减少,瘙痒减轻,近 3 日又出现咳嗽,有痰,查咽红,心肺(-),舌质红,苔黄。风邪减轻,肺经有热。上方去荆芥,加桑白皮 20g、地骨皮 20g。7 剂,水煎服,日 1 剂。

2013 年 2 月 28 日三诊:患儿皮疹消失,汗出减少,不咳嗽,舌淡红,苔白。肺脾不足,气血两虚,风邪已微。予健脾补肺固本,养血活血祛风。八珍汤合玉屏风散加减。

处方:黄芪 15g、山药 20g、党参 15g、茯苓 10g、白扁豆 15g、生地

15 g、白芍 15 g、当归 12 g、蒺藜 15 g、徐长卿 10 g、防风 9 g、陈皮 10 g、炙甘草 3 g。14 剂,水煎服。随访 2 年未复发。

【按语】荨麻疹是一种皮肤过敏性变态反应性疾病,可由诸多原因引起,如食物、药物、感染、物理因素等。轻者风疹团一般 1～2 天内消失,重者除皮肤表现外,可有内脏黏膜、血管的炎性充血与组织内水肿,也有反复发作经年不愈者,患儿深受其苦。

中医称此病为"瘾疹",俗称"风疹块"。关于病因病机,《金匮要略》指出:"邪气中经,则身痒而瘾疹。"《中医外科学》认为:"总因禀赋不耐,人体对某些物质过敏所致。可因卫外不固,风寒、风热之邪客于肌表;或因肠胃湿热郁于肌肤;或因气血不足,虚风内生;或因情志内伤,冲任不调,肝肾不足,而致风邪搏结于肌肤而发病。"

该患儿皮疹反复发作,严重时气管黏膜水肿出现呼吸困难、喘憋,需西医抢救,体质肥胖,平素汗多,属肺脾气虚、表虚不固体质,《医宗金鉴·外科心法要诀》曰:"此证……由汗出受风,或露卧乘凉,风邪多中表虚之人。"表虚易受风邪,风善行数变,风胜则痒,风热入络,络脉不宁,血热由生,故皮疹反复发作,部位不定,大小不一,皮肤瘙痒。治宜健脾益气补肺,以固卫表;清热凉血,以安经络;祛风止痒,以除外邪。初诊用玉屏风散益气固表,四君子汤健脾补肺;用陈皮理气化痰,针对肥胖体质,又有异功散之义,使四君补而不滞;蝉蜕、白鲜皮、蒺藜、荆芥、防风祛风止痒;当归、牡丹皮凉血活血,即所谓"治风先治血,血行风自灭",凉血活血有助于祛风。二诊时患儿出现咳嗽,有痰,皮疹减轻,风邪减轻,肺经有热,故减风药荆芥,加桑白皮,地骨皮清泻肺热,化痰止咳。三诊时皮疹消失,汗出减少,舌淡红,苔白。属肺脾不足,气血两虚,风邪已微,当扶正固本为主,治以健脾补肺固本,养血活血祛风。方以四君子汤加黄芪、山药、白扁豆、陈皮补肺健脾固卫,以四物去川芎养血活血,且能气血双补,扶正以巩固疗效;又少加祛风之蒺藜、徐长卿、防风,标本兼顾。孟老认为,稳定期的病机关键在于正虚邪恋,宜扶正为主、祛邪为辅,治疗宜仿此法处方用药,不可过度祛风及凉血,以防正气耗散太过及凉遏血行,本方宜较长时间服用,可达到理想之效果。

第十三节　唇　风

王某某,男,6岁。2014年1月23日初诊。

主诉:口周皮肤红肿、痛痒、干裂2周。

患儿平素饮水少,喜食肉类,水果蔬菜吃得很少,2周前口周皮肤出现红肿、瘙痒,常用舌头舔,症状逐渐加重,自行涂抹蛇脂软膏,效果不佳。来诊时时有咬唇、舔唇,唇周红肿、痛痒、干裂,无发热,无咳嗽,无鼻塞流涕,纳可,大便干,小便黄。查体:心肺听诊无异常,舌质红,苔黄腻,脉滑数。中医诊断:唇风(脾胃湿热证);西医诊断:剥脱性皮炎。治以清热化湿、疏风散邪。方以唇风方加减。

处方:藿香9 g、荆芥6 g、当归6 g、桃仁9 g、白芍10 g、栀子3 g、生石膏10 g、防风6 g、竹叶6 g、桔梗9 g、甘草3 g。3剂,水煎服,日1剂。外用黄连膏适量外涂,每日3次。

嘱清淡饮食,忌食油腻、荤腥、辛辣之品。三天后复诊,口周皮肤红肿明显减轻,无痛痒及干裂,再服3剂诸症皆无。

【按语】唇风是学龄期儿童常见的皮肤疾病。与饮水少,饮食偏嗜肉类有关。以唇部肿胀痛痒、干燥皲裂、溃烂流水、反复脱屑为主要临床表现,可反复发作。本病多因食用辛辣厚味太过,导致脾胃湿热内结,复感风邪,引动湿热之邪循经上扰口唇,湿热阻络,血行不畅,口唇失养,故出现红肿、干裂。风盛则痒,风胜则动,故口周皮肤痛痒不适。舌质红、苔黄腻、脉滑数,均为湿热之象。综合四诊,辨为脾胃湿热之唇风,治以清热化湿、疏风散邪。藿香清化脾胃湿热,石膏泻脾胃积热,栀子通利三焦湿热;

荆芥、防风疏风散邪;当归、桃仁、白芍养血、活血、调血,恰合"治风先治血,血行风自灭"之义;竹叶通利小便,引湿热之邪下行;桔梗引诸药上行;甘草调和诸药。诸药合用,共奏清热化湿、疏风散邪之效。

黄连膏为我院自制剂,具有清热燥湿、凉血解毒、止痒止痛作用,外用可使药物直达病灶,直接发挥治疗作用。

第十四节　胎　黄

王某某,女,2个月。2013年3月14日初诊。

主诉:黄染近2月。

患儿生后1周出现面部皮肤、巩膜黄染,黄色鲜明,自服茵栀黄口服液后未见明显好转。来诊时面部皮肤、巩膜、四肢、手心黄染,黄色鲜明,纳奶少,大便次数增多,每天5～6次,质稀溏,呈黄褐色,小便短赤。查体:咽不红,心肺听诊无异常,腹胀,舌质红,苔黄腻,指纹紫滞。中医诊断:胎黄(湿热蕴脾);西医诊断:黄疸。治以清热利湿退黄,方以胎黄方加减。

处方:茵陈蒿10 g、栀子3 g、连翘6 g、滑石10 g、竹叶6 g、灯芯草1 g、甘草3 g、山药10 g、炒白术6 g、泽泻6 g。3剂,水煎服,日半剂。

2013年3月20日二诊:服药后无明显不适,皮肤黄染有所减轻,大便次数减少,日3次,小便调。效不更方,继服上药7剂。

2013年4月5日三诊:面部皮肤、巩膜黄染较前明显减轻,二便调。上方去竹叶,加茯苓9 g、炒麦芽6 g。继服7剂而愈。

【按语】胎黄是临床中较为常见的疾病,由于孕母素体湿热或内蕴湿热之毒,遗于胎儿,此即《诸病源候论·胎疸候》所言:"小儿在胎,其母脏气有热,熏蒸于胎,致生下小儿体皆黄。"或因胎产之时,出生之后,婴儿脾常不足,复感湿热邪毒,湿热蕴脾,运化失司,胆失疏泄,胆汁外溢,出现面目皮肤黄染,湿热熏蒸,三焦不利,故小便短赤。茵栀黄口服液太过寒凉,小儿脾常不足,寒凉伤脾,脾失运化,故见大便稀溏、次数增多。四诊合参,辨为湿热蕴脾之胎黄,治以清热利湿退黄,兼以健脾止泻,予胎黄方加减。胎黄方为孟老治疗胎黄的常用方剂,孟老尊崇仲景"黄家所得,从湿得之""脾色必黄,瘀热以行"的经旨,认为无湿不作黄,又和瘀关系密切。故用茵陈清热利湿退黄,栀子清热降火、通利三焦,又能凉血活血,连翘清热解毒,滑石、竹叶、灯芯草清热利小便,使湿热从小便而去。此儿脾胃虚弱,腹泻不止,故加用山药、白术、泽泻健脾利湿。三诊时去竹叶之清利,加用茯苓、炒麦芽顾护脾胃,守方而愈。

第八章　诊治心得

第一节　宣肺饮治疗肺炎喘嗽的临床与实验研究

肺炎喘嗽是儿科常见病、多发病,孟老自拟宣肺饮(即院内自制剂"宣肺合剂"的来源)治疗该病取得良好疗效。应用宣肺饮治疗肺炎喘嗽100 例,设对照组 50 例。宣肺饮治疗组治愈率为 83%,有效率为 95%;对照组治愈率为 60.0%,有效率为 83.3%,两组比较有显著差异($P <$ 0.05)。宣肺饮组方注重宣泻并用,清化同施,有疗效可靠、疗程短的特点。对宣肺饮进行药效学研究,结果表明宣肺饮有明显的退热、止咳、化痰、抗炎作用。报道如下。

一、临床资料

全部病例均来自济南市中医医院儿科门诊,共 150 例。其中,男 78 例,女 72 例;年龄最小 1 岁,最大 13 岁,1~3 岁 58 例,4~7 岁 41 例,8~13 岁 51 例;肺部湿啰音 112 例,X 线诊为肺炎 110 例,支气管炎 40 例;白细胞计数 $> 10 \times 10^9/L$ 及中性粒细胞占比升高者 82 例。全部病例均符合 1996 年 9 月在沈阳召开的中医药高等教育研究会儿科分会一届三次会议通过的小儿肺炎喘嗽的诊断标准。中医辨证分型均为风热闭肺型,其辨证标准为:发热恶风,微有汗出,口渴欲饮,咳嗽,喘憋气急,痰稠色黄,咽红,舌尖红,苔薄黄,脉浮数,指纹紫滞。凡符合上述诊断及中医辨证标准、病程在 7 天以内、年龄在 1～13 岁者,纳入观察范围。

全部病例随机分为治疗组 100 例,对照组 50 例,两组在年龄、性别、症状、体征等方面无显著性差异($P > 0.05$),有可比性。

二、治疗方法

(一)治疗组

口服宣肺饮。药物组成:麻黄、杏仁、桑白皮、葶苈子、炒地龙、川贝、黄芩、桃仁等。由济南市中医医院制剂室加工成口服液。1～3 岁每次服 50 mL,4～7 岁每次服 80 mL,8～13 岁每次服 100 mL,每天 3 次,7 天为 1 个疗程,治疗 1～2 个疗程。

(二)对照组

口服急支糖浆(四川涪陵制药厂生产),配青霉素肌注。1～3 岁每次服 10 mL,4～7 岁每次服 15 mL,8～13 岁每次服 20 mL。每天 3 次,7 天为 1 个疗程,治疗 1～2 个疗程。

三、观察项目

症状(发热、咳嗽、喘憋、咯痰、呼吸急促、口渴、汗出)、体征(咽红、鼻煽、口唇发绀、三凹征、舌象、脉象、指纹、肺部听诊)、辅助检查(胸透或拍片、血细胞分析,治疗前后各 1 次,白细胞正常者可不复查)。

四、疗效评定标准

参照 1996 年 9 月沈阳会议制定的疗效判定标准拟定。治愈:症状消失,体温正常,肺部啰音消失,X 线复查肺部病灶吸收,血常规恢复正常;好转:症状减轻,肺部啰音减少,X 线复查肺部病灶未完全吸收;未愈:症状、体征均无改善或恶化。

五、治疗结果及分析

(一)总疗效比较

治疗组 100 例,治愈 83 例,治愈率为 83%,总有效率为 95%。对照组 50 例,治愈 30 例,治愈率为 60.0%,总有效率为 83.3%。两组疗效比较,$P < 0.05$,有显著性差异,治疗组疗效明显优于对照组。

（二）两组疗程比较

见表1。

表1 　　　　　　　　　　　　　　两组疗程比较

	n	治愈(例)	疗程(d)
治疗组	100	83	6.157 ± 1.215
对照组	50	30	8.841 ± 2.357

两组疗程经统计学处理,$P < 0.01$,有显著性差异,治疗组疗程明显少于对照组。

（三）两组治疗前后症状变化比较

见表2。

表2 　　　两组治疗前后症状变化比较(表中数据为治愈例数/治疗前例数)

	发热(平均治愈时间,d)	咳嗽(平均治愈时间,d)	喘(平均治愈时间,d)
治疗组	$63/64(2.0 \pm 0.672)$	$86/100(5.561 \pm 1.485)$	$77/79(3.308 \pm 1.069)$
对照组	$26/30(3.882 \pm 1.436)$	$30/50(8.11 \pm 1.965)$	$19/37(5.06 \pm 1.760)$

从表2看,治疗组退热时间明显少于对照组,进行统计学分析,$P < 0.01$,有显著性差异;对平喘、止咳作用及疗程进行比较,$P < 0.05$,说明治疗组平喘、止咳的疗效明显优于对照组。

（四）肺部啰音消除情况比较

治疗组治疗前肺部听诊闻及啰音者88例,治疗后77例消失,平均消除时间为4.948天;对照组治疗前肺部闻及啰音者38例,治疗后24例消失,平均消除时间为8.885天;两组比较,$P < 0.05$,有显著性差异。

六、宣肺饮的药效学研究

本课题组委托山东省医学科学院药物研究所对宣肺饮进行了抗炎、止咳、化痰、抑菌、退热的药效学研究。

（一）宣肺饮的抗炎作用

取体重27.0 ± 1.5 g雄性小鼠40只,随机分为宣肺饮大剂量组

40 g/kg，小剂量组 10 g/kg，急支糖浆组 30 mL/kg 及空白对照组。每组 10 只，均为一次性灌胃给药，给药 1.5 小时后，每鼠左耳涂二甲苯致炎，右耳作为对照。致炎 30 分钟后将小鼠处死，用直径 9 mm 打孔器分别在同一部位打下耳片，称重。以左耳重减右耳重作为肿胀度，给药组和对照组进行比较，计算其抑制率。结果表明，宣肺饮对二甲苯所致小鼠耳郭肿胀有明显抑制作用，见表 3。

表 3　　　　　　　　宣肺饮对二甲苯致小鼠耳郭肿胀的影响

	剂量 （g/kg）	n	肿胀度（mg） （$\bar{x} \pm s$）	抑制率 （%）	P 值
宣肺饮	40	10	6.8 ± 3.85	57.6	< 0.01
宣肺饮	10	10	10.1 ± 4.01	35.7	< 0.05
急支糖浆	30 mL	10	7.8 ± 3.79	50.3	< 0.01
对照组	—	10	15.7 ± 6.07	—	—

（二）宣肺饮的止咳祛痰作用

1. 对小鼠氨水引咳的止咳作用　取体重 20.0 ± 1.5 g 昆明种小鼠 40 只，雌雄各半，随机分为四组，每组 10 只，组别及给药方式同上。给药 1.5 小时后，置于特制玻璃罩中，用氨水刺激小鼠 1 分钟，取出小鼠，立即观察 3 分钟内咳嗽次数。结果宣肺饮大、小剂量组咳嗽次数明显少于对照组，说明宣肺饮有明显止咳作用，见表 4。

表 4　　　　　　　　宣肺饮对小鼠氨水引咳的止咳作用（$\bar{x} \pm s$）

	剂量（g/kg）	3 分钟内咳嗽次数	P 值
宣肺饮	40	12.50 ± 10.36	< 0.01
宣肺饮	10	25.80 ± 9.10	< 0.05
急支糖浆	30 mL	24.70 ± 8.71	< 0.05
对照组	—	37.10 ± 12.83	—

2. 对小鼠的祛痰作用　取体重 20.0 ± 1.2 g 昆明种小鼠 40 只，雌雄各半，分组及给药方式同上。给药 1 小时后分别给小鼠腹腔注射 0.25%

酚红溶液 0.5 mL,注射后 30 分钟颈椎脱臼处死小鼠,用 5% NaHCO₃ 溶液灌洗小鼠气管和支气管的分泌物,每次用 NaHCO₃ 溶液 0.5 mL,连续灌洗 4 次,收集灌洗液 1.5 mL,用 722 型分光光度计在波长 520 nm 处比色。进行组间比较,结果表明宣肺饮组可使小鼠呼吸道分泌物酚红量大于对照组。说明该药有良好的祛痰作用,见表 5。

表 5 宣肺饮对小鼠的祛痰作用($\bar{x} \pm s$)

	剂量(g/kg)	酚红溶液(μ g/ mL)	P 值
宣肺饮	40	0.41 ± 0.17	<0.01
宣肺饮	10	0.32 ± 0.12	<0.05
急支糖浆	30 mL	0.41 ± 0.14	<0.05
对照组	—	0.20 ± 0.11	—

另外,我们还对宣肺饮进行了退热和体外抑菌实验,表明宣肺饮有明显的退热及对多种细菌有抑制作用。

七、讨论

肺炎喘嗽临床以发热、咳嗽、吐痰、喘憋为主要体征。从本病的病机而论,在病邪作用下,肺气失于宣发肃降,肺津因之熏灼凝聚,形成肺闭痰阻,妨碍气机升降,导致咳逆喘息,重则瘀闭肺脉。《叶选医衡》曾说:"盖气者,血之帅……气有一息之不运,则血有一息之不行。"所以,我们认为肺炎喘嗽只要咳、痰、喘存在,听诊闻及湿啰音,就存在肺闭、痰阻、血瘀的病理变化。

针对肺炎喘嗽的这种病理特点及风热闭肺的病机,我们以宣肺清热、化痰平喘、泻肺化瘀为治疗原则,选用麻杏石甘汤加桑白皮、葶苈子、炒地龙、黄芩、桃仁等。方中麻黄宣肺,杏仁辛开苦降,合桑白皮、葶苈子宣泻并用,通过一宣一泻来恢复肺泡的开合功能,从而提高肺泡张力。葶苈子、地龙化痰平喘与黄芩清肺化痰合用。临床证实,通过清肺化痰治疗,痰量逐渐减少,啰音逐渐消失,显示了清肺化痰与消炎的内在联系。桃仁活血化瘀可促进气行血畅,瘀去络通。全方合用使郁闭者宣通,气逆者下行,痰热得以清化,气机得以通调,呼吸得以顺畅,则咳喘平复。总之,组方设计注重宣泻并用,清化同施,并强调调节脏腑本身功能。

第二节 支原体肺炎辨治心得

支原体肺炎有独特的病机特点和辨证规律,现将孟老的治疗经验介绍如下。

一、观临床主症之特点,治分急缓

支原体肺炎病情复杂,病程较长,临床症状及 X 线胸片特点鲜明,有较多的肺外并发症,但总体预后较好,很少发生心阳虚衰和邪陷厥阴之类的变证。故将其分为急性期和缓解期论治,切合临床实际。

(一)急性期

温邪上受,首先犯肺,此期症状典型,通过 X 线胸片及检测支原体抗体 IgM 可以确诊。应急则治标,常分以下三种情况。

1. 以咳嗽为主要症状 多归为肺热蕴阻型。此型最为多见,约占支原体肺炎的80%。临床表现初为干咳,继而转为顽固性剧烈咳嗽,有时表现为百日咳样咳嗽,无痰或带少量黏液脓性痰,咳嗽持续时间较长,咳甚则吐,面红耳赤,舌质边尖红,苔黄或白,脉弦数。治宜清泻肺热、解痉止咳。以自拟清金汤,药用炙桑白皮、黄芩、桃仁、虎杖、川贝、僵蚕、炙百部、金银花、白花蛇舌草。

2. 以发热为主要症状 多归为风热闭肺型。表现为发热持续时间较长,一般为3~7天,咳嗽不重,口渴,咽痛,舌质红,苔薄黄,脉滑数或浮数。治宜疏风清热、宣肺止咳。用麻杏石甘汤合银翘散加减,药用麻黄、杏仁、生石膏、黄芩、鱼腥草、金银花、连翘、炒牛蒡子、蝉蜕、僵蚕、板蓝根、青蒿。

3. 以喘憋为主要症状 多归于痰热蕴肺型。此型多见于婴幼儿。临床表现为喘憋气促,呼吸困难,喉中痰鸣,咳嗽,发热或无热,大便干,舌质红,苔黄厚腻,脉滑数。肺部听诊可闻及哮鸣音或中、小水泡音。治宜清肺化痰、泻肺平喘。用麻杏石甘汤合葶苈大枣泻肺汤加减,药用麻黄、杏仁、生石膏、黄芩、白花蛇舌草、葶苈子、炒紫苏子、炒地龙、僵蚕、胆南星、射干、甘草。

（二）缓解期

急性期经过治疗,咳嗽、发热、喘憋症状逐渐缓解,热邪渐解而气阴未复,往往正虚邪恋,而进入缓解期,常表现为以下两型。

1. 以阴伤为主　感受温邪,肺热熏蒸,日久必伤及津液。表现为无热或低热,咳喘不重,咯痰不爽,口干唇燥,舌质干红少苔,脉细数。治宜养阴润肺止咳。以沙参麦冬汤加减,药用沙参、麦冬、天花粉、鱼腥草、川贝、桑白皮、地骨皮、紫菀。

2. 以肺脾气虚为主　小儿脏腑娇嫩,本病日久迁延,咳逆不止,肺气易耗,甚则子病及母而致脾气虚弱。表现为咳轻,喉中有痰,气短身倦,舌淡苔白,脉弱。治宜健脾益气化痰止咳。以六君子汤加减,药用太子参、白术、茯苓、陈皮、半夏、桃仁、冬瓜仁、甘草。

二、析病机病理之详略,重用四法

（一）清肺祛痰法

支原体肺炎多因邪热犯肺,肺失宣降,聚津生痰,痰阻肺络,肺热熏蒸,邪气闭郁而致,故肺热痰阻是病机的关键。临证中"肺热"可有多种表现,如热重者常辨为风热闭肺、湿热蕴肺或热毒蕴肺,咳重者常辨为肺经蕴热,喘重者常辨为痰热闭肺,凡此种种,但总以清泻肺热为根本治法。清肺常用桑白皮、地骨皮、黄芩、知母。而临床中"痰阻"之痰为胶固之痰,深伏于肺脏,恰与本病"临床症状重、肺部体征少、X线表现明显"之特点吻合。此时非一般化痰药所能奏效,常用葶苈子、胆南星、竹沥之属,严重者可酌用礞石。

（二）平肝祛风解痉法

支原体肺炎宜从"肝风"论治。其理由有三：①小儿肝常有余，外邪引动肝风、木叩金鸣而表现为顽固性剧烈咳嗽，甚至阵发性痉挛性咳嗽。②风为百病之长，善行而数变，本病既有外感风邪，又有肝风内动，故肺部阴影、肺部听诊具有多变性。③近年来通过大量临床观察发现感染肺炎支原体后许多患儿出现了哮喘样发作，表现为气道高反应性，故现代医学认为，支气管平滑肌痉挛是支原体肺炎的病理机制之一。纵观以上病变特点，中医辨证为"肝风"，此乃不同于其他类型肺炎的显著特点，临床中常常表现为痉咳严重或肺部闻及哮鸣音。常用僵蚕、蝉蜕、地龙、钩藤、夏枯草平肝祛风解痉。

（三）解毒法

本病属时毒温病范畴，有着明确的病原体，本法针对病因而设，多用于急性期病程 1 周以内。常用药有炙百部、白花蛇舌草、金银花、鱼腥草。

（四）活血化瘀法

支原体肺炎后期和大多数肺炎一样常存在瘀血阻滞，此时宜适度加活血化瘀之品。另外，从支原体肺炎的 X 线特征来看，肺间质病变占了相当比例，所以现代医学亦认为治疗应从改善肺部微循环、促进炎症吸收入手。常用桃仁、虎杖活血化瘀。

第三节　治咳六法

小儿咳嗽虽病机复杂、变化多端，但万变不离其宗。临证宜切实把握治病求本的法则，壅者宣之，逆者泻之，热者清之，寒者温之，燥者润之，虚者补之，相应采用宣肺、泻肺、清肺、温肺、润肺、补肺之法，切忌见咳止咳，妄用镇咳敛肺之品。

一、宣肺法

宣肺法即宣发肺气、驱除外邪之法，取"宣可去壅"之义。肺主宣发，喜疏宣而恶郁闭。一旦各种因素致肺气闭郁不得宣发,必上逆而作咳,故临床治咳,必顺其宣发之性。

宣肺法常用于感受外邪、肺气失宣而致的咳嗽。如风寒束肺,表现为畏寒发热、汗闭肤干、咳嗽气喘、痰鸣。此时病机以肺气失宣为主,治以辛温宣肺,宜用三拗汤加桔梗、荆芥、苏叶、金沸草、淡豆豉、薄荷。如风热束肺,表现为咳嗽不爽、鼻塞流涕、咽喉作痒、舌苔薄白或薄黄,宜辛凉宣肺,以桑菊饮加前胡、杏仁、牛蒡子、苍耳子。以上为新感初起之证,邪在肺卫,宜既宣散肺气,又兼疏卫表。如病邪深入,热邪壅肺,肺气闭郁,症见咳嗽频作、气喘、发热等症,应取"闭者开之"之法,用麻杏石甘汤为主方,酌加清肺药如黄芩、鱼腥草、金银花及泻肺药如葶苈子、苏子。常用的宣肺药有:麻黄、苏叶、细辛、桔梗、牛蒡子、薄荷。

病案举例:何某,女,7岁。2002年5月4日初诊。主诉:咳嗽1周。曾服头孢氨苄3天、阿奇霉素3天及清肺化痰中药,未能见效。就诊时咳嗽有痰,呈阵发性,以晨起及临睡前较重,时有鼻塞。查体:咽部充血,舌质红,苔薄白,脉滑。血常规及胸片无异常。前医用清泻常法,未能见效,观其仍有鼻塞,且细听咳声发自喉头以上,说明仍有表证,需用宣法,故辨证属外感未除、肺窍不宣,以宣肺通窍之法,方选桑菊饮加减。药用桑叶9 g、菊花9 g、荆芥6 g、薄荷6 g、杏仁6 g、前胡9 g、桔梗9 g、苍耳子9 g、金银花12 g、黄芩6 g、生甘草3 g。3剂后咳嗽明显减轻,仅偶咳有痰,无鼻塞。原方去荆芥、薄荷,加浙贝9 g、芦根12 g,又服3剂而愈。

二、泻肺法

泻肺法即肃降肺气、下气消痰之法。肺主肃降,喜清肃而恶上逆。宣发肃降是肺脏的两种最主要的生理功能,必须保持动态平衡才能使肺脏的气机调和。宣发失常,气机不畅,常导致肺气不降;肺失清肃又常引起肺气失宣,故宣泻二法临床常并用不悖,而依其病机偏重增损用之。如在运用宣肺法时,常配合使用苏子、葶苈子、杏仁、旋覆花等以降肺气;使用泻肺方时,常加麻黄、苏叶、桔梗、前胡、生姜等药,以助肺气宣发。泻肺法常用于肺胃积热、肺气上逆之证。临床表现为频频呛咳、早晚咳甚,或咽痒而阵咳,或有气促喘憋胸闷。因肺以清肃下降为顺,立泻肺法。临床常用泻白散加葶苈子、苏子、枇杷叶、连翘、知母、牛蒡子。常用泻肺药有:苏子、葶苈子、枇杷叶、旋覆花、前胡、白前。

病案举例:王某,男,6岁,2003年5月6日来诊。主诉:咳嗽3天。表现为阵阵呛咳,咽痒而咳,夜间咳重,影响睡眠,饮水觉舒,纳食少,大便干结。查体:咽部充血,咽后壁淋巴滤泡增生,心肺(-),舌质红,苔黄厚,脉弦数。证属肺胃积热、气逆作咳,治以清泻肺胃、降逆止咳,方选泻白散加减。处方:桑白皮9 g、黄芩9 g、知母6 g、牛蒡子6 g、蝉蜕6 g、射干6 g、枇杷叶6 g、葶苈子9 g、连翘9 g、枳壳9 g、生甘草3 g。并配合含化牛黄益金片。5剂后痊愈。

三、清肺法

清肺法即清泻肺热之法。因小儿体属纯阳,风邪外束,易于化热,初风邪入肺而咳,或迅速入里,邪热迫肺,变为肺热咳嗽,也有数日间热邪烁津成痰,而为痰热蕴肺之证,故清肺法在治疗小儿咳嗽中甚为多用。邪热壅肺,常影响肺气的宣降功能,故清肺法常配宣肺及泻肺二法。这样,不仅顺应肺脏本身的功能,还可清宣肺热,又利于肺经邪热的透泄外达。肺热咳嗽表现为咳嗽频繁,或见黄色稠痰,面红咽干,发热不恶寒,舌红苔黄,指纹紫滞。治以清肺热、降肺气,用泻白散加减。药用桑白皮、黄芩、鱼腥草、知母、生石膏、芦根、枇杷叶、葶苈子。痰热咳嗽表现为咳嗽痰多,痰咳俱重,色黄黏稠,咳出不爽,或有喘憋,发热面红烦躁,大便干结,小便短赤,舌红苔黄腻,脉滑数,治以清化痰热、泻肺止咳,方选麻杏石甘汤合苇茎汤加减。药用麻黄、杏仁、生石膏、芦根、鱼腥草、黄芩、冬瓜仁、金银花、葶苈子、浙贝、瓜蒌等。常用的清肺药有:桑白皮、地骨皮、生石膏、知母、芦根、浙贝、黄芩。

病案举例:孙某,女,2 岁 3 个月,2003 年 1 月 20 日来诊。主诉:咳喘 2 天,由感受风寒引起,初流清涕、发热,体温高达 39℃。在家自服小儿速效感冒冲剂后热退,旋即咳嗽声重,气喘,喉中痰鸣,大便干。查体:咽充血,双肺呼吸音粗,可闻及较多干啰音,舌质红苔黄腻,指纹紫滞在风关。血常规未见异常。胸透示:支气管炎。证属痰热蕴肺,治以清肺化痰、止咳平喘。处方:炙麻黄 3 g、炒杏仁 6 g、生石膏 12 g、甘草 3 g、黄芩 9 g、鱼腥草 12 g、葶苈子 6 g、芦根 12 g、冬瓜仁 12 g、浙贝 9 g、炒地龙 9 g、炙桑白皮 9 g。水煎服,日 1 剂。3 剂而愈。

四、温肺法

温肺法即温肺化痰法。用于小儿素体脾虚或痰湿内蕴,逢风寒袭肺,外寒引动内蕴之痰湿,发为痰鸣咳喘者。《金匮要略·痰饮咳嗽病》曰:"病痰饮者,当以温药和之。"故痰饮咳嗽,症见咳嗽多痰,色白或如泡沫,舌淡苔白腻者,必以温化痰饮、宣肺止咳为法,方选二陈汤、小青龙汤加减。常用药物有:干姜、细辛、陈皮、半夏、白芥子、麻黄、杏仁。温热药辛温燥热,小儿少用。但一见有此病机,必用温法,药不过用,中病即止,再以调理肺脾法以善其后。常用的温肺药有:白芥子、干姜、细辛、陈皮、半夏。

病案举例:李某,男,1 岁 2 个月。2003 年 2 月 18 日初诊。咳嗽 1 月余,在外院予服强必林等抗生素及中药小儿清肺止咳糖浆、念慈庵川贝枇杷膏,无效来诊。观其面白虚胖,面部见散在湿疹,咳嗽不多,但喉中痰鸣漉漉,舌胖苔腻,脉浮滑,指纹淡红在风关,肺部听诊闻及较多痰鸣音。证属痰湿咳嗽,宜温肺化痰以止咳。处方:麻黄 2 g、杏仁 3 g、干姜 3 g、细辛 3 g、橘红 6 g、半夏 6 g、薏苡仁 9 g、冬瓜仁 12 g。3 剂后偶咳痰少,再以二陈汤加味:陈皮 6 g、半夏 6 g、茯苓 12 g、白扁豆 9 g、太子参 9 g。又服 3 剂而愈。

五、润肺法

润肺法即益阴润燥之法。小儿热病久咳灼伤肺阴或素体阴虚,或燥邪直犯肺金每每用之。因小儿肺脏娇嫩,喜肃降濡润,既不耐热,更不耐燥,如燥邪犯肺,烁津耗液,肺伤气逆,肃降无权而发为咳嗽,症见干咳无痰、身不甚热、咽干口渴,方选桑杏汤;如咳嗽日久或迁延反复,干咳少痰或痰滞不爽,手足灼热,咽红充血,舌红苔薄,脉细数,方选沙参麦冬汤加减;更有甚者,久病热郁伤津,肺经枯燥,表现为咳嗽、低热、痰少而带血丝,或鼻出血、间或气短、舌红苔少,治以润肺降火,方选清燥救肺汤。常用的润肺药有:沙参、麦冬、桑叶、玉竹、百合、川贝。

病案举例:王某,男,8 岁,2002 年 9 月 3 日初诊。咳嗽 10 天,表现为干咳无痰,午后身热,微流浊涕,口干唇燥,纳减,舌红苔少,脉细数。此时正当初秋,秋阳亦曝,肺阴被灼,证属燥热伤肺,治以清燥肃肺化痰。处方:桑叶 9 g、杏仁 6 g、沙参 6 g、浙贝 9 g、连翘 9 g、金银花 12 g、薄荷 6 g、梨皮 3 g 为引,并每天服梨汁少许。3 天后病愈。

六、补肺法

补肺法多用于小儿先天禀赋不足或后天脾胃失调或反复发作失治误治迁延不愈者。最常见有以下 3 型。

(一)肺脾气虚型

表现为咳嗽,晨起较重,痰色清,伴精神倦怠,食少懒言,面白唇淡,体弱畏冷,四肢懒动,大便稀溏,舌质淡或胖嫩,边有齿痕,苔白脉弱,以补脾益肺、培土生金之法,方选六君子汤加减。药用党参、白术、茯苓、白扁豆、陈皮、半夏、薏苡仁、杏仁、甘草。

(二)肺虚卫弱型

表现为咳嗽无力排痰,气短少言,面㿠神疲,自汗盗汗,易感冒,舌淡苔少边有齿痕,方选玉屏风散加味。药用黄芪、防风、白术、太子参、桔梗、紫菀、款冬花、百部等。

(三)气阴两虚型

咳嗽日久或治疗不当,易耗气伤阴,此为久咳之必然。临床表现为咳嗽日久，或反复咳嗽，干咳无痰，咳声无力，出虚汗，食纳欠佳，舌淡红苔薄少，脉细弱。宜益气养阴扶正之法。以变方生脉饮加减。药用：沙参、太子参、麦冬、五味子、阿胶、百部、紫菀、款冬花。常用的补肺药有：黄芪、太子参、阿胶、紫菀、百部、五味子。

病案举例：刘某，女，3 岁 5 个月，2003 年 10 月 15 日初诊。主诉：反复咳嗽 2 月余。在外院予抗生素及止咳糖浆治疗无效故来诊。患儿咳嗽以晨起为主，痰白清稀，面色苍白，自汗畏寒，精神倦怠，语声低微，纳呆便溏，舌淡嫩，边有齿痕，脉微细。治以健脾益肺。处方：党参 9 g、白术 9 g、茯苓 12 g、陈皮 6 g、半夏 3 g、炒杏仁 3 g、黄芪 9 g、白芍 6 g、五味子 6 g、甘草 3 g。3 剂后咳嗽减轻，又服 6 剂而愈。

以上六法是孟老治疗咳嗽的主要法则。咳嗽既有脏腑表里寒热虚实之别，又有病机相互兼见之说，绝非一法一方所能独全，故以上治咳六法，临证并非单独应用，而应相互配合、相互补充，或一法为主，或多法联用。临床观察小儿肺脏娇嫩，易感外邪，邪气郁闭，易化热生痰，所以宣法、清法、泻法多用；而内伤虚损咳嗽尚少，故温润补法少用。总之，应以辨证论治为准绳，用药守法而不泥方，灵活变通，随证化裁，如此方可万全。

第四节　治疗少女经期感冒的经验

感冒是儿科常见的外感性疾病，男女均易发病。随着生长发育，女孩进入青春期，出现月经，若是月经期间感受外邪或感冒期间适逢月经来潮，即本文所讲的经期感冒。少女经期感冒不同于普通感冒，亦非妇科所讲的周期性经期感冒。临床表现除有发热、鼻塞、流涕、喷嚏、咳嗽等普通感冒症状外，往往还有月经期、量、色、质方面的改变，因此治疗时需兼顾感冒与月经两个方面。孟老熟读经典，以津血同源理论为依据，表里同治，虚实兼顾，辨证施治，在本病的治疗方面取得满意的效果。

一、风热型感冒

患儿,女,14 岁,2012 年 4 月 20 日初诊。患儿 5 天前无明显诱因出现鼻塞、流黏涕,发热,体温 37.9℃,无咳嗽咯痰,纳眠可,二便调,自服三九感冒颗粒后汗出热暂退,次日下午复发热,夜间体温升至 38.9℃,服布洛芬混悬液后汗出淋漓,热骤退。因上学缘故自服感冒药及布洛芬混悬液对症治疗,热势反复,2 天前适逢月经来潮,经量较平素少,色紫红,质稠,故今日来济南市中医医院儿科就诊:症见发热,鼻塞少涕,偶咳少痰,食欲不振,时有恶心,二便调,月经量少,色紫红,质稠,舌质红,苔薄黄,脉浮滑数。

治疗以疏风解表、养阴调经为治则,方选银翘散合小柴胡汤加减:金银花 18 g、连翘 9 g、荆芥 9 g、桑叶 9 g、杏仁 9 g、薄荷(后入)9 g、桔梗 9 g、大青叶 15 g、青蒿 12 g、芦根 18 g、柴胡 12 g、黄芩 9 g、半夏 6 g、太子参 12 g、白芍 15 g、炙甘草 6 g、生姜 3 片、大枣 5 枚。2 剂,水煎服,每天 1 剂。二诊:患儿热退,鼻塞流涕减轻,偶咳,有痰,食欲改善,月经色红,量可,继上方去荆芥、薄荷、青蒿,加陈皮 9 g、六神曲 9 g、白芷 12 g,3 剂病愈。

【按语】病初感受风热之邪,邪犯肺卫,卫气运行不畅,郁而化热,故见发热;肺开窍于鼻,风热犯肺,肺气失宣,故见鼻塞流涕;经行之时,阴血下注冲任胞宫,排出体外,致体内气血相对不足,卫外之力减弱,风热之邪更易入里,即仲景所谓"血弱气尽,腠理开,邪气因入"。热与血结,血行不畅,故经量少色紫红;另外津为汗之源,服布洛芬后大汗出,津液耗伤,且热病易伤阴,致阴血亏虚,无以下注冲任胞宫,亦可致月经量少。萧慎斋云:"妇人先有病而后月经不调,当先治病,病去则经自调。"故方选银翘散以解表祛邪为主,小柴胡汤和解为辅:金银花、连翘、桑叶、薄荷、大青叶、黄芩疏风解表、清热解毒;青蒿清透虚热;荆芥辛而微温,解表散邪,辛而不烈,温而不燥,与上药相配增强辛散透表之力;柴胡辛散,善于疏散半表半里之邪;杏仁、桔梗宣降肺气、止咳化痰,半夏化痰止呕;太子参补气健脾生津,白芍养血敛阴,芦根甘寒生津;生姜、大枣调和脾胃,炙甘草调和诸药。整方解表与扶正同用,使邪去而不伤正。

二、风寒型感冒

患儿,女,13岁,2012年10月5日初诊,主诉:发热2天。患儿3天前月经来潮,经量适中,色淡红,2天前受凉后出现恶寒、发热,体温38.3℃,鼻塞,流清涕,伴少腹疼痛,喜温喜揉,月经量少色黯,神疲乏力,肢冷,便溏,小便调,舌质淡红苔薄白,脉弦细。因适逢经期未服药治疗。

虚人感冒当建其中,治以辛温解表、温补中焦,方选小建中汤合荆防败毒散加减:桂枝6 g、白芍18 g、荆芥9 g、防风9 g、苏叶9 g、白芷9 g、川芎9 g、香附9 g、甘草6 g、生姜3片、大枣5枚,水煎200 mL,趁热纳红糖温服,每天1剂,服药3剂后愈。

【按语】行经之时,阴血下注冲任胞宫,胞宫开放,阴血骤虚,血为气之母,气随血排出体外,致使体内气血相对不足,卫外之力减弱,易于感受外邪;风寒袭表,寒束肌表,卫阳不得宣发,卫气郁闭,故恶寒、发热;寒邪袭肺,肺气失宣,故鼻塞流清涕;寒为阴邪,主收引,寒邪入里,凝滞气血,气血运行不畅,故月经量少色黯;气血不通,不通则通,故少腹疼痛、喜温喜揉;体内阳气不足,无以温养精神及四肢,故神疲乏力、肢冷。治疗以小建中汤温中补虚、调和营卫为主,荆防败毒散发汗解表为辅:桂枝辛温,既能发汗解肌祛表寒,又能温中止痛散里寒;白芍酸苦,既能滋养营阴,又能柔肝缓急止痛,与桂枝共奏调营卫、和阴阳之效;荆芥、防风、苏叶祛风散寒,白芷解表散寒兼通鼻窍;川芎、香附行气活血;生姜温胃散寒,红糖补中缓急、和血行瘀,大枣补中益气,甘草补脾益气、缓急止痛兼调和诸药。全方标本兼顾,扶正而不留邪。

三、感冒兼气滞血瘀型

患儿,女,15岁,2013年1月28日初诊。患儿3天前受凉后出现鼻塞流涕,无发热,偶有咳嗽,胸胁胀满,情绪欠佳,1天前月经来潮,经量较以往偏少,色黯有血块,纳差,大便溏薄,小便调,舌质暗红,苔薄白,脉弦。经询问患儿之前经父母训斥,故情绪欠佳。

治当疏肝解郁、健脾和营、兼以解表,方选逍遥散加减:柴胡9g、当归9g、白芍15g、白术12g、茯苓15g、川芎9g、砂仁6g、薄荷(后入)9g、荆芥9g、苍耳子9g、焦神曲9g、生姜3片、炙甘草9g,3剂,水煎服,每天1剂,嘱调畅情志。二诊:偶有咳嗽,无鼻塞流涕,胸胁胀满大减,情绪好转,月经量可,色红,血块减少,食欲好转,二便调。上方去白术、苍耳子,加杏仁6g、白芷9g,继服3剂,病愈。

【按语】外感风寒,邪犯肺卫,肺气失宣,故鼻塞流涕咳嗽;情志抑郁,肝气不舒,气机不畅,停滞胸胁,故见胸胁胀满;气滞则血瘀,另感受外邪之后,外邪入里,凝滞气血,亦可致经血运行不畅,故见月经量少,色暗有血块;木克脾土,脾气不足,运化不利,则不欲饮食,大便溏薄。治疗以逍遥散疏肝解郁为主,方中柴胡甘平,疏肝解郁,使肝郁得以条达;白芍柔肝缓急;当归、川芎、砂仁行气活血;白术、茯苓健脾和营;荆芥、薄荷疏风解表,苍耳子发散风寒兼通鼻窍;焦神曲消食和胃;生姜温中散寒;炙甘草调和诸药。整方表里同治,共奏解表行气活血之效。

四、结语

"邪之所凑,其气必虚",每逢月经来潮之时,气血先行,胞宫开放,阴血骤虚,抵抗力下降,易被外邪侵袭而发生感冒。感冒有寒、热、暑湿及时疫之别,临床以风寒、风热型感冒较常见,病位在表,多为实证,治当疏风解表;然少女经期气血虚弱,病位在里,治疗须表里兼顾、扶正祛邪、辨证施治。表证当分清寒热,风寒者辛温解表,风热者辛凉解表;里证当分虚实,肝气郁滞者治以疏肝解郁、行气活血,气血虚弱者治当益气养血、培补正气。若治疗不当可造成留邪、伤津、耗血之弊。《灵枢·营卫生会篇》云:"夺汗者无血,夺血者无汗。"津血同源,亦可相互化生,经期本已失血耗气,若发汗太过,更伤津气,一方面气耗津亏血少,致经期月经的量色质发生改变,一方面使感冒成为虚证感冒而迁延不愈。因此治疗时不可过用发汗峻剂,须时时注意顾护津液。除上述典型病例外,孟老在临症时亦根据患儿病情酌情加减治疗,如气虚者加党参、白术;阴虚者加生地、白芍、麦冬;气阴两虚者加太子参、山药;阳虚者加桂枝、黄芪;血热者加牡丹皮、赤芍;气滞血瘀者加川芎;肝郁者加柴胡、香附;血瘀者加桃仁等,取得满意效果。

第五节　长期发热治验

刘某,20 岁,女,1985 年 1 月 25 日就诊。1984 年 9 月初患感冒,高热 39℃,头痛身痛,复加情志刺激,伴发两肋胀痛。服解热止痛药后,体温持续在 38℃5 个月。曾送进医院,先后做过胸透、血液培养、肝功能、OT 试验、血沉等检查,均未发现异常。曾接受过多种抗生素、激素、抗结核、抗风湿药物试验性治疗,均无疗效。后服中药白虎汤、青蒿鳖甲汤治疗半个月仍不见效。于 1985 年 1 月 25 日邀余诊治时,仍发热 38℃。自述每天都发热,但时间不定,发热不出汗,自觉全身乏力,胸闷,两胁胀满,头晕,咽干口苦,饮食俱减。望诊见患者精神尚好,面色黄,两颊红润,舌质红,苔白滑,脉弦数。诊后认为患者感寒于夏末秋初,仍有暑湿之余气,且见舌苔白滑,全身乏力,证属湿困中焦,便处以三仁汤 2 剂,服之仍发热不解。

再诊时孟老揣测病因,感冒挟情志抑郁,联系现在的症状,发热不定时,胸胁苦闷,咽干口苦,目眩,不欲饮食。正合小柴胡汤证条文,即改用小柴胡汤加味:柴胡 9 g、半夏 10 g、党参 12 g、黄芩 10 g、葛根 12 g、甘草 3 g、大枣 5 枚、生姜 3 片。服 2 剂后患者全身汗出,体温降至正常,仅有两胁胀满,饮食欠佳,又给逍遥散加味:柴胡 6 g、炒白芍 12 g、当归 12 g、茯苓 15 g、白术 9 g、枳壳 10 g、郁金 10 g、甘草 3 g。再服 2 剂以善其后。

【按语】祖国医学治疗长期发热多是久病多虚,"虚者补之"为其治疗原则。气虚发热多不离李东垣的补中益气汤,以甘温除烦热;阴虚发热多以青蒿鳖甲汤滋阴清热。而此患者发热 5 个月之久,却少阳症俱在,邪郁少阳肝胆半表半里之间。故采用小柴胡汤和解少阳,方中柴胡透表泻热,解其半表之邪,配葛根加强发表解肌之功;黄芩清其半里之邪,黄芩、柴胡相配疏肝胆之郁结,清少阳之邪热;半夏配生姜调其中,参、枣、草补气培本调中焦,使太阴湿脾不受其邪而和之。因此,使枢机得调,升降正常,开合复司则汗出邪解。小柴胡汤本为和解剂,一般药后不经发汗而病解。本病案服药后得微汗而愈者,正如《伤寒论》233 条:"阳明病、胸胁硬满,不大便而呕,舌上白苔者,可与小柴胡汤。上焦得通、津液得下、胃气因和,身濈然汗出而解。"此虽言阳明病,实为阳明少阳合病,后一段经文"上焦得通、津液得下、胃气因和,身濈然汗出而解"正道出小柴胡汤不是汗剂而汗出邪解的道理。

第六节　吴茱萸外用治疗婴幼儿腹泻

采用吴茱萸研细面外敷脐部治疗小儿腹泻,效佳。

孟老从长期的临床实践中观察到婴幼儿腹泻常伴有呕吐,服中药较为困难,故采用外治法,用吴茱萸研细面(干面或用醋调均可),一次 0.5～1 g,外敷脐部,用胃安膏(或伤湿止痛膏)固定,1 日 1 换,3 日为 1 个疗程。1992 年观察 50 例,治愈率为 85%,最短用 2 天痊愈,最长用 7 天痊愈,有效率为 92%。体会:此法对秋季腹泻疗效好,一般 1 个疗程可愈。脾虚腹泻疗效亦较好,一般 2 个疗程可愈。对慢性肠炎疗效较差,但有明显的止痛作用,用 1 个疗程后腹痛消失或减轻。

病案举例:患儿李某,男,1 岁 2 月。1991 年 9 月 5 日就诊。腹泻 3 天,蛋花样便日 10 余次,且伴有呕吐日 3～4 次。大便化验:脂肪球

（＋＋）。精神差,有脱水征,舌质红、苔白干、口唇干燥。诊断为秋季腹泻并脱水,即给予 5% 糖盐水加庆大霉素、维生素 C、维生素 B_6 静脉滴注 2 天,腹泻不减。第三天即给吴茱萸面 3 g,1 次 1 g 外敷脐部,用胃安膏固定,1 日 1 换。3 日后再诊时,腹泻、呕吐均止,大便日 1 次,饮食欠佳,嘱山药米汤频服以善后。

第七节　三仁汤在儿科的应用

一、暑湿感冒

杨某,女,11 岁。1987 年 7 月 14 日就诊。患者 1 周来持续发热,体温在 38.5℃左右,午后热甚,且伴有头痛头晕,恶心纳呆,倦怠乏力,胸脘痞闷,舌质淡红苔白腻,脉滑数。查白细胞 9.2×10^9/L,中性粒细胞占比 70%,淋巴细胞占比 30%;心肺检查正常,腹软,肝脾未触及。曾在某医院静脉滴注红霉素、庆大霉素 3 天无效,后来我院门诊求治。诊为暑湿感冒,湿邪遏阻卫气,即给予三仁汤加味:杏仁 6 g、白蔻仁 6 g、薏苡仁 12 g、半夏 6 g、厚朴 9 g、滑石 15 g、通草 3 g、竹叶 6 g、黄连 3 g、藿香 9 g。服 2 剂。7 月 16 日复诊时,热退脉静,精神转佳,但仍食欲差。上方去通草、竹叶,加陈皮 6 g、枳壳 6 g。再服 3 剂告愈。

【按语】暑湿感冒,内有湿邪停滞,外感暑湿之邪,使卫阳郁遏而发热,因治疗不当使湿邪遏阻三焦,湿中蕴热,热处湿之中,又因湿邪重着黏滞,故持续发热不退。以三仁汤芳香宣化,去表里之湿邪,湿去热退,诸症悉解。

二、呕吐

李某,男,2 岁。1987 年 7 月 28 日就诊。1 周来患者每进饮食则呕吐,日 3～4 次,且伴有午后低热,倦怠乏力,舌质淡苔白厚腻。心肺正常。血液检查:白细胞 6.5×10^9/L,中性粒细胞占比 32%,淋巴细胞占比

58%。曾在某医院静脉补液并滴注庆大霉素、维生素 B₆ 治疗 3 天,仍呕吐不止来我院求治。证属湿遏三焦,予三仁汤加味:杏仁 3 g、白蔻仁 6 g、薏苡仁 10 g、半夏 6 g、厚朴 6 g、通草 3 g、滑石 12 g、竹叶 6 g、竹茹 6 g、藿香 9 g。7 月 30 日复诊:服 2 剂呕吐停止,低热除,仍纳呆乏力,继给上方去滑石加焦神曲 9 g,服 3 剂告愈。

【按语】呕吐一症,多属脾胃失调,此为湿热遏阻三焦,枢机不利,使胃气不降反而上逆,并非食不洁食物引起的炎症,故用抗生素治疗无效,而用三仁汤宣化利湿,中焦气机得通,呕吐自止。

三、口疮

王某,女,2 岁。1987 年 7 月 18 日就诊。患儿初患感冒高热不退,经静脉输液治疗后转为低热,并出现大面积口腔溃疡,流口水,心烦哭闹,饮食俱少,大便稀,日 2～3 次,舌质淡苔白滑,血常规化验正常,大便常规亦正常。证属湿邪郁阻三焦,给予三仁汤加味:杏仁 6 g、白蔻仁 6 g、薏苡仁 12 g、半夏 6 g、川厚朴 6 g、滑石 15 g、竹叶 6 g、黄连 3 g。服药 2 剂,低热消除、口腔溃疡趋向愈合,仍饮食欠佳,继服 3 剂告愈。

【按语】口疮多属心脾积热,虚火上炎。此患儿为湿邪遏阻三焦,湿遏热伏,致使脾胃湿热蕴蒸。脾气通于口,故发作口疮,用三仁汤宣化湿邪,湿去热退口疮得愈。

四、长期低热

李某,男,4 岁。于 1987 年 8 月 20 日就诊。患儿发低热月余,体温波动在 37～38℃之间,伴有轻微咳嗽,纳呆,困乏无力,咽部自觉稍痛。近 1 个月来,曾多处就诊,用过多种抗生素,未能见效。心肺检查无异常,查白细胞计数 8.5×10^9/L,中性粒细胞占比 55%,淋巴细胞占比 45%,舌质淡苔白厚腻,咽部充血,脉滑数。证属湿遏热伏于三焦,处以三仁汤加味:杏仁 6 g、白蔻仁 6 g、薏苡仁 10 g、川厚朴 9 g、半夏 6 g、滑石 15 g、通草 2 g、黄芩 6 g、连翘 6 g、牛蒡子 6 g、青蒿 10 g。服 3 剂后复诊:热退脉静,食欲见好,但舌苔仍白厚腻,继给上方去青蒿、连翘,加枳壳9 g。3 剂告愈。

【按语】湿热之邪弥留于三焦气分,湿重于热,热蕴湿之中,虽经多处求医,然湿邪不除,发热不解,后以三仁汤宣化清利湿邪,湿去热自易解。

五、体会

此四则病案虽然主要症状不同,但均发病于夏至以后,时值湿邪当令,其病机均为湿邪留恋、湿遏热伏。表现为身热乏力,饮食俱差,舌质淡苔白腻等症状。三仁汤主要药物三味:杏仁苦温,善开上焦,宣通肺气;蔻仁芳香苦辛,辛开苦降,上通下达转枢中焦,芳香之气醒脾和胃,使水湿之邪得以运化;薏苡仁甘淡性平,益脾渗湿,疏导下焦。配半夏苦温燥湿,厚朴苦辛化湿,通草、滑石、竹叶清热利湿。诸药相合,共奏宣化畅中、清热利湿之功。湿邪去三焦气机得以通畅,热邪自退。此方主要三味,具有开上、宣中、渗下作用,且药性平和无寒热之偏及温燥辛散之弊。湿邪当令之时,湿邪留恋于气分,形成湿遏热伏之象,若仅予苦辛温燥之剂化湿,则热益炽,若单用苦寒直折热势,则湿仍留,唯宜芳香苦辛,轻宣淡渗,通利气机之品,使三焦宣畅,湿热分消,对于湿重于热者,用之得当,即可药到病除。

第八节　夏枯草治疗百日咳

济南市中医医院已故老中医侯汉忱先生,用夏枯草配泻白散加味治疗小儿百日咳甚效。孟老效侯氏之法用夏枯草15 g、桑白皮10 g、黄芩9 g、地骨皮9 g、枇杷叶10 g、百部10 g、杏仁6 g、炒地龙9 g、僵蚕10 g、甘草3 g治疗小儿百日咳。自1985 年以来共治疗百日咳百余例,均获良效。百日咳临床症状以痉挛性咳嗽为主症,咳时涕泪皆出、满面通红,很似肝火刑肺之咳状。夏枯草清肝热、泻肝火、平肝气,疏通气结,使肝平肺金不受其邪。痉咳平复,肺气肃降,脉络自通。

病案举例:姜某,男,3岁。1990年12月3日初诊。患儿咳嗽半月,在当地医院用抗生素、川贝止咳糖浆等治疗,咳嗽未减,夜间阵阵痉咳常不能入睡。见患儿咳嗽呈痉咳状,咳时涕泪皆出,满面通红,咳后有回声且呕吐。查体:精神可,眼面虚肿,舌质红、苔白稍厚,咽部充血,心脏听诊正常,肺部闻及少量干啰音。血常规检查:白细胞13.8×10^9/L,中性粒细胞占比68%,淋巴细胞占比32%。诊断为百日咳,予上方3剂。3天后复诊时症状明显好转,咳嗽减轻,吐痰增多,咳时已不呕吐,夜可入睡。上方加浙贝10 g、葶苈子10 g。再服5剂告愈。笔者也经常用上方加代赭石治儿童肝肺郁热或肝火刑肺引起的咳嗽,亦每获良效。

第九节 治疗小儿乳蛾经验

孟老对小儿乳蛾的治疗亦有深解,常仿外科疮疡治法而将本病分为三期(炎症期、成脓期、消散期),以清热解毒、利咽喉、消痈排脓、活血化瘀、软坚散结五法论治。

一、三期证治

小儿乳蛾,喉核局部红肿热痛或有化脓,属疮疡范畴,如此临证易辨,简捷有效,不失为一种好的辨证方法。

(一)炎症期

小儿体属纯阳,外感邪气,易从阳化热,故小儿乳蛾初起多由风热或风温引起,《疡科心得集·辨喉科喉痛论》:"夫风温客热首先犯肺,化火循经上逆入络,结聚咽喉,肿如蚕蛾,是为乳蛾。"此时乳蛾尚未成脓,仅见局部红肿热痛,用内消法,有表邪者解表、里实者通里、热毒蕴结者清热解毒、气滞者行气、血瘀者和营。临床常分两型论治。

1.风热型 疾病初起,患儿发热、恶寒、咽痛,或有咳嗽,流涕,咽部充血,扁桃体红肿,舌苔薄白,脉浮数。治宜疏风清热、消肿利咽,方选银翘散合五味消毒饮加减,药用金银花、连翘、桔梗、炒牛蒡子、薄荷、黄芩、荆芥、赤芍、僵蚕、蒲公英、野菊花。

2. **热毒型** 病邪深入,身热,无恶寒,咽痛,吞咽困难,或有口渴、便秘,食欲减退,尿黄而少,咽部充血明显,扁桃体充血色鲜红,或血丝满布,舌红苔白厚或黄厚,脉滑数。治宜清热解毒、活络透邪,方选普济消毒饮或清瘟败毒饮加减,药用黄芩、黄连、炒牛蒡子、僵蚕、连翘、玄参、马勃、板蓝根、桔梗、陈皮、牡丹皮、赤芍。

(二)成脓期

此时咽痛较甚,吞咽困难,发热一般很高,或有口臭,常伴颈部淋巴结肿大、疼痛,头部旋转不利,查体:扁桃体红肿,表面有脓点或有大片渗出物,舌质红,苔黄厚腻或糙,脉数洪大。通过大量临床观察,我们发现小儿乳蛾成脓多属此脓毒型。治宜清热解毒、透脓消肿、活血止痛,方选仙方活命饮加减,药用金银花、赤芍、牡丹皮、桃仁、陈皮、白芷、浙贝、天花粉、皂角刺、芙蓉叶、甘草。

(三)消散期

急性期已过、热毒伤阴,或单纯扁桃体肥大,或正气虚损易反复发生乳蛾者统属此期。常分以下三型。

1. **阴虚内热型** 表现为咽干不适,或有低热,手足心热、精神疲乏,查体:扁桃体肿大色暗红,表面不平有陷窝。治宜滋阴清热、凉血消肿,方选甘露饮加减,药用玄参、生地黄、麦冬、板蓝根、青果、牡丹皮、连翘等。

2. **瘀肿型** 充血水肿消失,单见扁桃体肥大,影响呼吸,容易重复感邪。治宜活血化瘀、软坚散结,方选自拟消扁汤,药用夏枯草、浙贝、僵蚕、玄参、牡丹皮、赤芍、莪术、瓜蒌、陈皮等。

3. **肺脾气虚型** 素体虚弱、喜甜食引起乳蛾红肿,或急性期过后出现面黄无华,易出汗,不思饮食,大便不调,乳蛾肿大而不充血。治宜补脾益气固表,方选玉屏风散合六君子汤加减,药用黄芪、白术、防风、陈皮、太子参、茯苓、甘草、牡蛎、浙贝、僵蚕等。

二、用药五法

小儿乳蛾发病多由风热之邪循口鼻而犯肺胃二经,邪热上攻咽关,郁结于喉核,脉络受阻,气血壅滞,邪热灼烁而致血败肉腐成脓。病位在咽喉及肺胃二经,病机重点为热、毒、瘀、脓、结,临床常将以下五法结合运用。

(一)清热解毒法

为五法之首,多用于前两期。因乳蛾为病无论是风热外邪直犯喉核或胃火炽盛上犯咽喉,皆与火热之毒蕴聚咽喉有关,故本病的主要病机为热毒壅盛,清热解毒法为主要法则。常用药:金银花、连翘、板蓝根、蒲公英。临床体会:金银花清热解毒,又善轻宣疏散,用于风温初期者好;连翘为"疮家圣药",又长于消痈散结;板蓝根,清热解毒又可利咽。本类药物苦寒败胃,宜中病即止,唯蒲公英泻火而不损土,药味平和,脾胃不和者可用。

(二)利咽喉法

咽喉为肺胃之门户,肺胃蕴热可上攻咽喉,外感风热、风温之邪,咽喉首当其冲,咽喉为病,利咽引经为之要法。常用药物:牛蒡子、桔梗、射干。临床体会:牛蒡子疏风利咽消肿,兼表证者宜用,但因其可引起恶心及腹泻,用药量宜小,中病即止;桔梗载药上行而利咽,又可排脓,故乳蛾成脓时可用;射干苦寒清热解毒又可利咽散结。

(三)消痈排脓法

乳蛾肉腐成脓,常在清热解毒的基础上,合并应用消痈排脓法。常用药物:皂刺、芙蓉叶。临床体会:二药常外敷患处用于痈疽肿毒之证,而本品煎汤服用,亦可达到消痈排脓之效,可迅速促进脓聚毒出。

(四)活血化瘀法

乳蛾为病,喉核血肉腐败、充血肿胀,故必用本法。常用药物:赤芍、牡丹皮。临床体会：二药为清热凉血、活血行瘀、消痈散肿的对药，常相须为用。

（五）软坚散结法

乳蛾结聚日久，凝块难消，必用本法。常用药物：浙贝、玄参、夏枯草。其中玄参散结消肿、清热解毒又有益阴之效；浙贝、夏枯草清热散结。

在具体应用中，孟老常几方兼用一法，或五法融入一方，总宜围绕三期辨证进行治疗，方能得心应手。

第九章　医话医论

第一节　祖国医学谈小儿保健

祖国医学一直贯穿着"不治已病治未病"的预防医学思想。我国历代医家都很重视小儿的护理保健,并在临床中积累了丰富的宝贵经验。由于小儿具有独特的生理特点,如古人称小儿为"纯阳"之体,"稚阴稚阳"等。也就是说小儿脏腑娇嫩、气血未充,机体各器官均未发育成熟,形态和功能均未臻完善。《诸病源候论·养小儿候》:"小儿脏腑之气软弱。"《小儿药证直诀》:"五脏六腑成而未全……全而未壮。""骨气未成,形声未正,悲啼喜笑,变态不常。"《育婴家秘·发微赋》:"血气未充……肠胃脆薄……精神怯弱。"五脏六腑的形和气皆属不足,其中尤为突出的是肺、脾、肾三脏,所以祖国医学认为小儿常见病也与肺、脾、肾三脏关系密切,以饮食和外感引起发病者最多见。如《景岳全书·小儿则总论》指出:"盖小儿之病,非外感风寒,则内伤饮食。"《育婴家秘·五脏证治总论》:"胃主纳谷,脾主消谷,饥则伤胃,饱则伤脾,小儿之病,多过于饱也。"从临床观察,儿科常见的呕吐、腹泻、积滞、口疮、腹痛、腹胀等病均与乳食喂养有关;感冒、咳嗽、肺炎喘嗽及多种传染病均与感受外邪有关。现代医学认为小儿肾炎、风湿热也是上呼吸道感染链球菌后引起的变态反应性疾病。由此可见,小儿的正确护理及合理喂养在儿科保健中占相当重要的地位。前人在各方面论述详尽。

一、护理方面

（一）主张小儿寒温适度、穿衣适宜

小儿机体娇嫩、形气未充、卫气不固，对外界气候的适应能力较差，小儿的衣着应随四时气候的变化而增减。尤其不可过暖，因小儿为"纯阳"之体，生机旺盛，过暖则易迫汗外出，汗多表虚易外感。《育婴家秘》指出："育婴家秘无多术，要受三分饥与寒……过于热也，热则生风；过于饱也，饱则成积。"又解释说："饥为节饮食也，寒为适寒温也，勿含太饱太温之意，非不衣不食之谬说也。"《千金方》中也说："儿衣绵帛，特忌厚热。"《大生要旨》中说："小儿初生，不可太暖，致令汗出，使表虚易受外邪。"《医部全录·小儿护养》中说："童子不衣裘裳，裘太温，消阴气也。"《婴童百问》指出"又当薄衣……薄衣之法，当从秋习之……以渐稍寒，如此则必耐寒……"古人这样倡导确有道理，而今人却不然，早早就让孩子穿上厚厚的衣服，皮肤常蒸蒸汗出，暗耗阴液，使小儿抵抗力下降，感冒、气管炎、肺炎、哮喘一类疾病发病率增高。

（二）小儿局部护理注意事项

古代医家还提出婴儿局部护理措施。《小儿病源方论》中有"养子十法"："一要背暖，二要腹暖，三要足暖，四要头凉……"并解释说："若背被风寒，伤于肺俞经，使人毫毛耸立、皮肤闭而为病，其证或咳，或嗽，或喘，或呕哕，或吐逆及胸满憎寒壮热，皆肺经受寒而得之，故常令温暖。""要肚暖，肚者是胃也，为水谷之海，若冷则水不腐化、肠鸣腹痛、呕哕泄泻等疾生焉。"足为三阴经起点，足受凉寒邪循经而上易引起腹痛或感冒。头要凉，头为诸阳之会，过热则蒸蒸汗出引起感冒。今人对小儿"头要凉"很忽视，观察多数门诊就诊儿童，冬季把头盖得特别严，这样护理孩子反而更易引起感冒。

（三）提倡户外活动

祖国医学认为小儿肌腠固密，则不易感受外邪。唐代名医孙思邈在

《千金方》中指出婴儿"宜时见风日,如不见风日,则令肌肤脆软,便易中伤"。他强调说:"凡天和暖无风之时,令母将儿于日中嬉戏,数见风日,则血凝气刚,肌肉牢密,堪耐风寒,不致疾病。若幸藏帏帐之中,重衣温暖,譬如阴地之草木、不见风日,软弱不堪风寒也。"这里所谈的多见风日、固护卫表的措施与现代医学主张小儿多晒太阳、增加维生素 D 可避免发生佝偻病增加抵抗力的观点十分吻合。

二、喂养方面

(一)主张饮食有节

祖国医学认为小儿饮食有节、调养有度与小儿健康关系甚为密切。小儿生机蓬勃、发育迅速,对水谷精微的需求较成人迫切,若食量过少或质量差就可致营养不良。但小儿脏腑娇嫩、脾胃脆弱、消化机能未趋完善,若食量过大,可导致积食而产生呕吐、腹泻等证,即"饮食自倍,肠胃乃伤"。为父母者溺爱孩子,以为啼哭即是饥饿索食,或者误以为多食有助于小儿生长,每多给予饮食厚味,致使脾胃受伤而为病。脾胃为后天之本,李东垣指出:"内伤脾胃,百病由生。"我国古代医家都十分重视饮食要有节度,强调乳食不过饱。《千金要方》:"凡乳儿不宜太饱,饱则呕吐。""乳勿过量,宁饥勿饱。""若要小儿安,须受三分饥与寒。"《医宗金鉴》:"夫乳与食,小儿资以养生者也,胃主受纳,脾主运化。乳贵有时,食贵有节,可免积滞之患。"《大生要旨》:"乳后不便与食,哺后不便与乳,哺乳相连,难以克化,大者成癖成疳,小者泻痢腹痛。"指出喂养小儿要乳后勿进食,食后勿哺乳,乳食并进,容易过饱消化不良而成积滞。

(二)添加辅食,食唯清淡

小儿初生尽量鼓励母乳,《育婴家秘》:"既生之后,饮食之乳,亦血之化也。"母乳直接喂给,温度适合,清洁卫生,不易为邪毒所染,母乳中含的成分最适合婴儿消化功能,并且可以增加抗病能力。但随着小儿年龄的增长需要添加辅食。对此古代医家也有认识,如《证治准绳》:"钱乙云:儿多因爱惜过当,三岁犹未饮食,致脾胃虚弱,平生多病。"《医学入门》:"六个月方可与稀粥……五岁方吃荤腥。"这里强调饮食宜清淡。《大生要旨》中指出小儿"凡黏腻干酸咸辛辣烧炙煨炒煎博,俱是难消化之物,皆以禁绝"。可今人给1岁左右小儿食肉者比比皆是,一说添加辅食就是大虾、鱼肉,1~2岁的孩子经常吃牛肉干、辣锅巴、油炸羊肉串等难消化食物。所以现在儿科门诊常见食热积滞而出现厌食、高热不退、反复哮喘发作者。实践证明古代医家提出小儿晚加腥荤、不食干酸硬咸辣烧炙之品是有道理的。当今之世,家长对孩子营养过于丰富,过量给高热能食物,应当引起儿科专家在预防学上的充分重视。

三、药不可乱服和多服

小儿有病不可多服药,无病不可乱投药,正如汪广期所说:"小儿勿轻服药,药性偏,易损萌芽之冲和;小儿勿多服药,多服耗散正气。"《幼幼集成》:"初诞之儿,未可轻药。"因凡药之性,皆有所偏,医药治病,是以药性之偏来矫正脏腑之偏胜。《景岳全书·小儿则》批评更为有力:"夫有是病而用是药,则元气受之矣;小儿元气几何,能无因受其损、而变生不测耶……又有爱子者,因其清黄瘦弱,每以为虑,而询之庸流,则不云痰火,必云食积,动以肥儿丸、保和丸之类,使之常服。不知肥儿丸为苦寒之品,最败元阳;保和丸以消耗之物,极损胃气。谓其肥儿也,而实足以瘦儿;谓其保和也,而实足以违和也。"小儿只要哺养得法,护理适宜,自能生长发育好,用不着经常服补养药。而今世为父母者,常与小儿服补剂或清火药,已成一种世俗流弊。如常见一些家长为了预防小儿缺钙,经常服鱼肝油;有的认为孩子体虚,服人参蜂王浆等。另有一些父母总认为孩子有火,经常给孩子服七珍丹、大清叶合剂、板蓝根冲剂、三黄片、牛黄解毒片等。岂不知这些药虽清热,但其药味苦寒,常服可损伤胃阳,脾胃为后天之本,一旦胃阳受损,就适得其反,孩子会出现食欲不振、精神欠佳、抵抗力减弱更容易引起感冒。小儿之体稚阴稚阳,病情变化迅速,易虚易实,脏器清灵,易趋康复,服药恰对病机则可随拨随应,要中病即止。吴鞠通在他的《温病条辨·解儿难》中说:"其用药也,稍呆则滞,稍重则伤,稍不对证则莫知其乡。"今为父母者,常常一见孩子发热,又是西药,又是中药,甚至静脉输液加激素。一个普通感冒咳嗽,就能给孩子服很长时间的抗生素。一个清灵的脏器长期接受重浊的外来刺激,怎不损其阳气? 这种滥用药品、医源性引起小儿体质减弱的现象应当引起儿科专家的充分重视。

第二节 论辨病与辨证

辨证与辨病是中西医认识疾病的不同方法。辨证论治,是祖国医学的重要理论,是用八纲为辨证的纲领从望闻问切四诊所得出来的材料,用朴素的辩证唯物的观点以分析归纳,从而找出疾病发生的部位,针对病情的寒热、正邪的盛衰以及发病过程加以辨证分析,阐明阴阳失去平衡的病理机制,从而制订出治疗原则,以求体内被破坏了的阴阳失调在新的基础上达到"阴平阳秘"。这是中医辨证论治的全过程,按照这样一种科学方法,如能辨证准确,拟方得当,便能药到病除。

辨病是现代医学较之祖国医学的一大发展。辨病是用现代医学的科学理论和工具,通过物理、生化等方面检查,证据确凿而又比较直观地阐明疾病发生的因素、病理变化、组织细胞的损害及人体的反应,对疾病的定位、损害程度做出较准确的诊断和分析,再根据生理病理学的发展规律,判断出矛盾,而且从病理学的研究上找出治疗学的依据,从而消灭致病因素、促进机体修复、明确治疗原则和方案,这便是现代医学的辨病全过程。辨病能准确认识疾病,这是卫生医学史上的重大进展,为祖国医学不足之处。而辨证具有统一整体观,着重于调整机体阴阳平衡,强调内在因素。非一病一方、拘泥一格,而是辨证求因、治病求本,可同病异治,更可异病同治。这便为现代医学不及之处。

在发展祖国医学的今天,我们必须把辨病与辨证有机地结合起来,进行综合诊断,既通过必要的物理检查及先进的辅助检查,又结合望闻问切四诊合参。这样既能准确地辨清病情,又能在治疗中灵活地运用中医辨证施治,使整体与局部结合起来,这便使辨病、辨证互相取长补短,相得益彰。

如临床所见病例,患者×××,女,12 岁。咳嗽、痰喘月余,伴食差、乏力、时头晕等症。听诊两肺充满干啰音,如以现代医学观点辨病,准确地定为气管炎,无疑应给予抗菌消炎治疗,但听患者母代述,已用青霉素半月余,无效。若机械地套用中药方,用清热解毒、宣肺止咳一类,力图达到消炎的目的,但未能起效。必须通过辨证论治,患者咳嗽,痰喘,饮食不佳,舌质淡红,苔白厚腻,脉滑,此为湿困脾土,水湿津液不得脾阳之运化,聚而成痰,上犯于肺则咳嗽痰喘,所谓"脾为生痰之源,肺为储痰之器"一说。通过辨证,明确病因,便拟方二陈汤加减,方用陈皮、半夏、党参、白术、茯苓、厚朴、枳壳、炒苏子、杏仁、瓜蒌、生姜、焦三仙,服 3 剂症减半。该方主要是健脾温化痰湿,肺病不治肺,反而治脾,旨在培土生金。久咳必虚所以必用党参扶正健脾。二陈汤温化痰湿以助脾阳,厚朴、枳壳宽胸理气,杏仁、苏子、瓜蒌理肺化痰,因舌苔厚浊,为虚中有实,胃有宿食停滞,必用焦三仙消导和胃,使脾升胃降,枢机通畅。生姜温中阳化痰止咳,以助二陈之功。此方之所以能取得满意疗效,主要是辨证准确,用药得当。又如一患者,李×,男,8 岁。发热、咳喘 5 天余,下午至夜更甚,曾用西药退热,抗生素、平喘药治疗无效。来我处门诊时,体温 38.8℃,咳喘、憋气、纳差,大便 5 天未解,舌质红,苔黄厚而燥,脉弦滑有力。辨证认为热邪传里,形成腑实燥结症。大肠不通,肺与大肠相表里,邪热壅肺而致喘。故选用大承气汤合麻杏石甘汤加味,2 剂而愈,烧退喘平。一个高热哮喘患者,治疗时并未用解表发汗退烧之剂,反用大承气方能一剂而能速效,实贵在辨证。

祖国医学的辨证固然有上述优点,但若不结合辨病,有时也可能走弯路,治疗效果不准。如新生儿黄疸患者,虽症状都是黄疸,但从现代医学认识,其原因就有多种:溶血性黄疸、肝性黄疸和阻塞性黄疸。这几种黄疸虽出现共同症状——黄疸,但致病因素不同。而祖国医学认为黄疸是由于湿热蕴蒸,致使胆汁溢于皮肤而发黄,治疗便是清利湿热利胆退黄。如一新生儿黄疸,未做检查,便来我门诊治疗。患儿全身黄疸,肝脾巨大,按上述原则治疗,拟茵陈蒿汤加减,连服 3 剂,黄疸不减反而加重。再诊时便动员去西医院检查,是否阻塞性黄疸,后检查确认为先天胆道畸形,只有外科治疗。像这样的患者,我们就不能还一味地辨证诊治,必须与辨病相结合,免得延误病情。

在临床实践过程中,我们通过辨证与辨病相结合,对一些常见的多发病能够取得较好的疗效。如上呼吸道感染是儿科门诊的多发病,病因多由病毒、细菌或双重感染,所以不管中医辨证是风寒感冒或是风热感冒,因小儿传变迅速,往往很快入里化热,在发热阶段治疗,常常加用金银花、蒲公英、板蓝根清热解毒,达到消炎抗病毒之目的,一般都取得满意疗效。综上所述,辩证与辨病,各有所长,各有所短,而所长可补彼所短,若能恰当结合,并从理论体系上进一步有机地结合起来,是以后我们发展祖国医学的必走之路。

第三节 论小儿纯阳之体

我国古代儿科医家论述小儿生理特点时,素有"稚阴稚阳"和"纯阳之体"之说。这两种提法是从两个方面来加以论述。"稚阴稚阳"顾名思义指小儿无论在物质基础与生理功能方面均处于幼稚状态。"纯阳之体"首见于我国最早的儿科专著《颅囟经》:"孩子三岁以下,呼为纯阳,原气未散。"后世医家认识不一,如《冯氏锦囊秘录》中说:"天癸者,阴气也,阴气未至,故曰'纯阳'。"《小儿药证直诀·四库全书提要·呈词》中说:"小儿纯阳,无烦益火。"刘河间在《河间方书》中说:"大概小儿病在纯阳,热多冷少也。"叶天士在《幼科要略》中也说:"按襁褓小儿,体属纯阳,所患热病最多。"吴鞠通在《温病条辨·解儿难》中说:"古称小儿纯阳,此丹灶家言,谓其未曾破身耳。"现在的教科书解释为小儿由于脏腑功能娇嫩,形气未充而在生长过程中,从体格、智力及脏腑功能均不断向完善、成熟方面发展,且年龄愈小,生长发育愈快,好比旭日之东升、草木之方萌,蒸蒸日上、欣欣向荣。孟老通过长期临床观察、揣摸体会,认为"纯阳之体"之说不仅单单说明小儿的生理现象,而是能更广泛、深刻、具体形象地表达小儿的某些生理特点及病理特点。

一、生理特点

(一)生机蓬勃、发育迅速

小儿时期不仅是身长、体重增长快,就是脏腑、气血功能活动及智力发育、也是日增月变。如小儿体重在生后 1～6 个月平均每月增加 600克,6～12 个月平均每月增加 500 克,2 岁以后平均每年递增 2 千克。身长的增长速度,初生半年平均每月 2.5 厘米,6～12 个月平均每月长 1.2厘米,以后每年均增 4.7 厘米。智力方面,初生儿仅有反射性吸吮、吞咽和哭叫,2 个月便会抬头、会笑,3 个月能抬起上半身、能笑出声音……至于 1 岁会走路且能简单言语。小儿这种日新月异、蒸蒸日上的生长现象实应以"纯阳"一比。

(二)阳有余、阴不足

小儿之体由于生长发育迅速,对水谷精微的要求格外迫切,对营养成分的要求也较成人高,即经常表现出喜食口渴的现象。相对成人而言即阴常不足、阳常有余。阴液相对不足还表现在小儿对水液需要量高而水分的保存力差。如喂奶的婴儿昼夜要喂奶数次,且吃了短时间内就排尿。

刚出生的婴儿,要及时补充水分,不然就易脱水形成"脱水热"。就体内外液体的交换量而言,在婴儿约等于细胞外液的二分之一,而成人只有七分之一,其水的交换率高于成人3倍,可见婴儿体液是很不稳定的,即小儿对于缺水、脱津失液的耐受力远远差于成人,因此临床常见病小儿腹泻,短时间内就可引起脱水,甚至酸中毒者屡见不鲜,而在成人则不常见。这种阴津常供不应求的现象实际也寓意着"纯阳"。

(三)活泼爱动

小儿之体活泼爱动。3岁以下的小儿,除睡觉外,让其安静地坐着是不容易的。小儿在生长发育时期,脏腑、津液、气血都处于一个动态的过程,不像成人相对固定,即小儿内外都表现动,《阴阳应象大论》有"阴静阳躁"一说,"阳"即体现着动和变的动态观念。小儿这种爱活动,且从不觉累这一动态现象就含有"纯阳"之意。

二、病理特点

(一)易患热病

小儿患病不论外感六淫时邪,或内伤饮食而化火化热,这主要是小儿脏腑娇嫩,感邪之后,每易邪气鸱张而壮热,又加之"纯阳""稚阴"之体,神气怯弱,邪气深入内陷心包则高热神昏,引动肝风则抽搐;内伤乳食也易蕴结为热,成为阳明腑实证及致壮热抽风。因此儿科急症中的小儿高热惊厥占绝大多数。热为阳,火为阳,风为阳,小儿这种易患热病且易抽风的现象用"纯阳"来说明更加形象、具体、深刻。

(二)病可传变

小儿患病,本易传变,且年龄越小,病情变化越快。小儿机体柔嫩,抗病力弱,邪气易于泛滥使病势随时传变。如常见的小儿感冒,可瞬时转为肺炎出现咳嗽、气急、鼻煽等肺气闭塞的现象。肺气痹阻,心血运行不畅,很快可出现心阳不振乃至心阳虚衰。常见的婴儿腹泻、暴泻伤津,可迅速出现液脱津伤或阴脱阳竭的危候。小儿病情变化正像吴鞠通在《解儿难》中提出的："小儿肤薄神怯，经络脏腑嫩小，不奈三气发泄，邪之来也，势如奔马，其传变也，急如掣电。"小儿病情这种风驰电掣般地变化更寓意着"纯阳"之意。

（三）阳气易伤

小儿之体，虽是阳常有余，阴常不足，但在病变过程中，阳气受损也往往是首当其冲，即有"峣峣者易折，皎皎者易污"之比。如小儿急惊风，本为实热证，当邪正交争，正不胜邪时，瞬时即可转为面色苍白，肢冷脉微的虚寒证。小儿食积停滞，蕴结为热，如过用寒凉清下，很快可转为下利厥逆的里虚寒证。小儿麻疹出疹期，常因阳气受损，正不胜邪而出现面㿠肢冷，麻疹暴发，疹毒内陷之危候。即以"纯阳"之体在疾病治疗过程中，处之应当注意顾护阳气，即使是实热证，也不应大量苦寒药物伤其幼稚柔嫩之阳气。

（四）病易康复

小儿之体，脏气清灵，活力充沛，对药物反应敏捷，病因单纯，少有劳烦七情之伤。感受疾病，如能诊断无误，辨证准确，治疗及时，用药合理，护理得当，病程愈期则较成人迅速，即使出现危候，抢救措施得当，也很快转危为安。如小儿肺炎喘嗽常可出现心阳虚衰，如能及时发现，早期用强心药治疗，往往一次量即纠正心衰。小儿的修补代偿能力，远远超过成人。这种旺盛的再生能力，喻"纯阳"一比确实形象具体。

第四节　论正治与反治

正治反治是不同疾病的两种治法。正治之法比较常用，致病原因明显易辨者常用正治法，亦称逆治法，经文"逆者正治"即是。临床常用的逆治法如寒者热之、热者寒之、虚者补之、实者泻之。反治法亦称从治法，经言"从者反治"，其采用的治疗方法与疾病表现症状顺从，如以寒治寒、以热解热、塞因塞用、通因通用等。临床上使用的"上病治下""下病治上"也是反治法的一种形式。

所谓正治与反治表面看来好像是对立的,实际上从消除病因而论应该是一致的。"逆者正治,从者反治"只是一种治法的两个措施,用"逆"的措施叫"正治",用"从"的措施叫"反治"。反治只是一种手段,并不是目的,是治病过程中避开假象,抓住实质问题,"必伏其所主而先其所因"而用药。"先其所因"也就是"治病必求其本"。如寒因寒用是指用寒凉的药物治疗有寒证的方法,这种寒并非真正的寒症,而是真热假寒,此证本质是热,热深厥亦深,四肢厥冷打寒战,表象为寒证,实为里热炽盛,治疗就要用白虎汤清阳明气分之热(寒因寒用);脾胃虚寒出现腹胀满痛用附子理中汤(塞因塞用);积食腹泻者用消导泻积法(通因通用);《伤寒论》中下利谵语者用承气汤也为通因通用。例如曾治尿频一症,患者,刘某某,女,50岁,农民。1992年就诊。患者自述尿频3年余。常不知不觉尿裤,尿时无尿道疼痛及烧灼感,饮食欠佳,常觉周身酸困乏力。患者曾迭进医院服中西药无效。望其形体消瘦,面色黄,舌质红,苔黄厚腻,脉弦滑,四诊合参,认为湿热阻滞气机致膀胱气化不能而引起尿频。处方:栀子6 g、黄连6 g、苍术12 g、茯苓12 g、猪苓10 g、泽泻10 g、车前草12 g、木通6 g、滑石15 g、甘草3 g。服6剂,再诊时尿频大减,已能控制不再尿裤,仍饮食欠佳。上方去木通加厚朴9 g、陈皮10 g,继服6剂告愈。一般多认为肾虚不固,治疗原则多采用补肾固涩。本患者貌似肾虚,屡进医院,见曾服方剂均是补肾固摄之品,但不见效。望其舌质红,苔黄厚腻,脉象弦滑,认为湿热阻滞,采用通因通用,清热燥湿利小便法,使湿祛热清,气化功能正常,膀胱气化复矣。"热因热用"实际上是假热真寒证,临床一些寒到极点,阴盛于内,肌表出现浮热,口渴,手足躁动不安,脉洪大等假象,此时当用一些热药以温化在内之寒凝。从这些例子都可以看出所谓"反治"法,只是顺其疾病的表面现象,实为针对真正的致病原因的"正治"。

第五节　论"治外感如将"

《温病条辨·治病法论》说"治外感如将,兵贵神速,机圆法活,祛邪务尽,善后务细,盖早平一日,则人少受一日之害"。"治外感如将"乃言治外感急病同为将之道。将乃兵家之称谓,《孙子兵法》中讲"将者,智、信、仁、勇、严也"。徐大椿也有"用药如用兵"之论。也就是说医生治病用药之道与打仗用兵之道相同。治疗外感病要有将帅领兵打仗一样的风度气质,要具有智慧、勇气信念,对患者要有仁爱之心。治疗用药要细心严谨,还要兵贵神速,见效快,办法活;用药恰到好处,去邪干净不留遗患,不能有一点拖延姑息,这在儿科更为适用和重要。小儿稚阴稚阳,纯阳之体,正像吴鞠通在他的《解儿难》中所说:"盖小儿肤薄神怯,经络脏腑嫩小,不奈三气之发泄。邪之来也,势如奔马;其传变也,急如掣电。"形象地描写出小儿病来得快,变化速。所以治疗要及时果敢,准确无误,要有大将领兵打仗之风度气势。一看是外感表证,邪尚在卫分,要及时发表祛邪,邪气早退一时,患者就少受一时之害。若是温热病邪引起的传染病而只有发热、恶寒、身痛等卫分症状,即遵叶天士教导的"在卫汗之可也",辛凉解表以祛邪,如银翘散疏风清热解毒。如错过一天就可到气分,出现高热、汗多、口渴、咽痛等,"到气方可清气",白虎汤用足够量,加清热解毒药,一定要在邪在气分这个阶段制服邪气。因此时儿体正气未伤、邪气方胜,要有将的气度。大胆用药,直入兵马方可取胜。一旦姑息拖延病邪到了营血分,病情转重转危则难治矣!

第六节　论"聚于胃,关于肺"

《素问·咳论篇》总结性地提出"此皆聚于胃,关于肺",即指出咳嗽的原因虽多,五脏六腑皆能令人咳,但与肺、胃的关系最为密切,是对咳嗽病理机制的总概括,说明胃是咳嗽的病变之源,而肺是咳嗽的表现器官,其理论根据可从以下4个方面进行阐述。

1.《素问·五脏别论》指出"胃者,水谷之海,六腑之大源也,五味入口,藏于胃,以养五脏气",说明五脏六腑靠胃气来充养,若胃气虚弱,五脏六腑得不到后天的充养,精气衰易受病,"邪之所凑,其气必虚"。肺为华盖首当其冲,肺病则发为咳嗽。

2. 从肺的经络循行来看,肺之经络起于中焦,下络大肠,还循胃口,上膈属肺,所以冷饮寒食停聚于胃,皆可以通过肺之经络直接上犯于肺,肺体寒而恶寒,为娇脏,犯于寒气必发病而为咳嗽。

3. 从三焦的气化功能而言,三焦分布胸腹,是水谷出入之道路,总司人体气化功能,具有通利水道的功能。三焦即上、中、下三焦。"上焦如雾,中焦如沤,下焦如渎。"所谓"上焦如雾"即指肺的功能而言,"上焦开发,宣五谷味,熏肤,充身泽毛,若雾露之溉"。所谓"中焦如沤"即指胃腐熟水谷的功能而言。由此可见三焦的功能,肺、胃为上中二焦,起着决定因素,张景岳云:"上焦不治,则水泛高原,中焦不治则水留中脘。"水湿停聚脾不运化则生痰饮,上犯于肺则发为咳嗽,所以后世医家有"脾为生痰之源,肺为贮痰之器"之说。

4. 从肺和胃的气化功能而言,肺为华盖居上,主宣降,其气以降为顺。胃居中焦,其气也以降为和,二者同以降为用,并行不悖,若胃气不降,势必要影响肺的肃降,肺气不降而上逆则发为咳嗽。

从以上4个方面来看,咳嗽确与肺、胃关系密切。由于胃而影响于肺发为咳嗽的机会最多,故经文提出"聚于胃,关于肺"很有价值,提示我们咳嗽的原因虽多,但与肺、胃关系最密切,是指导临床辨证论治的方向。

结合儿科临床观察:恣食肥甘、胃生热助痰引发咳喘者;喜好寒凉生冷致肺脾胃功能失调出现呕吐、发热、咳嗽者;素体脾虚痰湿盛而遇外邪引起久咳痰多不愈者;胃积热上攻引起的喉炎咳嗽,食热积滞引起的咳嗽痰多,这些都可以归结为"聚于胃,关于肺"。

第七节 《伤寒论》厥逆辨治

"厥"在《伤寒论》,尤其是在"少阴、厥阴篇"占有相当重要的地位,特别是"厥阴篇"论厥的条文比比皆是。这与少阴、厥阴本身的经脏有关。少阴心肾水火之脏,"少阴之为病,脉微细,但欲寐"。提示整体性机能不足的状态,属"水火两虚、心肾交惫"而发病。少阴为枢机,水可寒化、火可热化,由于整体机能不足,则易寒化、虚阳外脱出现寒厥。厥阴为三阴之尽,是疾病发展到最后阶段、邪正相争,厥阴风木之脏与胆相表里,内藏相火,下连寒水,本身也是一个寒热具备的经脏,所以厥阴病寒热交错,厥热盛复最多。所谓厥,"手足逆冷者是也",与《内经》中所谈的煎厥、薄厥、昏厥、大厥不同。"凡厥者,阴阳气不相顺接便为厥",指出厥的病机为阴阳气不相顺接。"四肢为诸阳之本",阳受气于四肢,阴受气于五脏,阴阳相贯,如环无端。所谓阳气者是指分布体表之气,阴气者是运行体内之气,在正常生理情况下,体内之气不断补充分布于体表的阳气,这种生理现象称阴阳气相顺接。若阴阳气不相顺接而格拒则四肢得不到气血的温养便发生厥冷。但引起阴阳气不相顺接的原因不同,可出现不同的伴有症状。仲景治病不但"谨守病机"还要"各司其属",所以厥逆一证治疗用药不同,其分述于下。

一、寒盛阳衰致厥

317 条:"少阴病,下利清谷,里寒外热,手足厥逆,脉微欲绝,身反不恶寒,其人面色赤或腹痛,或干呕,或咽痛,或利止脉不出者,通脉四逆汤主之。"此为少阴病阴盛格阳重证,阳气虚衰至极,阴盛于里格阳于外,手足厥逆较重,且伴下利清谷、脉微欲绝,阳气将亡于顷刻,必以通脉四逆急救之。陈修园云："阳气不能运行,宜四逆汤;元阳虚甚,宜附子汤;阴盛于下,格阳于上宜白通汤;阴盛于内,格阳于外宜通脉四逆汤。盖以生气既离亡在顷刻,若以柔缓甘草为君,岂能疾呼散阳而使反耶!故倍用干姜而仍不减甘草者,恐散涣之余,不能挡姜附之猛,不借甘草以收全功也。"甘草配干姜温通中阳,甘草配附子以生下焦真阳,使阳复阴散,内外得通,阴阳气和则厥逆可解。

315 条:"少阴病,下利,脉微者,与白通汤。利不止,厥逆无脉,干呕烦者,白通加猪胆汁汤主之。"此为戴阳重证,阴盛于下格阳于上出现的下真寒上假热,实为脏气虚极而出现的虚性亢奋状态。治用白通加猪胆汁汤,葱白为君、通阳力强,配附子、干姜大辛大热回阳最快,加猪胆汁反佐,苦寒入里以调和阴阳,阳复阴和则厥逆可解。

此二者均为少阴病发展到最后阶段,内脏功能严重衰竭,"水火不济",阴盛格阳于外,上述症状均为正虚欲张的假性亢奋。

二、中寒肝逆致厥

309 条:"少阴病,吐利,手足逆冷,烦躁欲死者,吴茱萸汤主之。"此为中焦虚寒,吐利太过,中阳虚甚,脾虚肝逆浊阴上犯则呕,阴寒太盛,阳气不得布达于四肢则出现厥冷。治用吴茱萸汤,吴茱萸辛苦,平肝降胃,配生姜使胃中浊气下降、脾阳上升,人参、大枣升脾阳以补中气,中焦得通,阴阳气和,吐利止,四逆除。

三、寒盛血虚致厥

351 条:"手足厥寒,脉细欲绝者,当归四逆汤主之。"本条的手足厥寒不同于阳衰阴盛的寒厥,实为素体血虚,复感寒邪,寒凝收敛致气血运行不畅,四肢失于温养而致厥。乍一看,脉细欲绝者似少阴危症,但细究起来,细和微却有区分,细为血虚,微为阴虚,虽有厥但阳气不衰,所以用当归四逆汤温经散寒、通阳调和营卫,并不用大辛大热的姜、附,而主要以当归、桂枝补血通脉,使气血运行得畅则厥逆可除。

四、阳虚水停致厥

355 条："伤寒厥而心下悸,宜先治水,当服茯苓甘草汤,却治其厥,不尔,水渍入胃,必作利也。"本条致厥为阳虚水停,"厥而心下悸",从《金匮·痰饮咳嗽篇》"水停心下,甚者则悸"一语来看,可知心下悸为水饮停聚所致,由于水饮内停,阳气被遏,不能达于四末则四肢厥冷。阳虚水停,水停遏阳致厥,互为因果。用茯苓甘草汤温阳化水,水去胸阳得布,四肢自温。

五、痰实致厥

354 条："病人手足厥冷,脉乍紧者,邪结在胸中,心下满而烦,饥不能食者,病在胸中当须吐之,宜瓜蒂散。"本条的手足厥冷为痰实壅塞,气机不通,胸阳被遏,不得达于四肢所致。痰凝阻络,气血运行不畅脉见乍紧,病在胸中而不在胃致饥不能食。病在胸中,病位高,"其高者,因而越之"因势利导,用瓜蒂散涌吐痰邪,气机宣通,胸阳布散,四肢温养。

六、伤寒误下致厥

356 条："伤寒六七日,大下后,寸脉沉而迟,手足厥冷,下部脉不至,喉咽不利,唾脓血,泄利不止者,为难治,麻黄升麻汤主之。"伤寒误下伤正,大下既伤阳又伤津,中阳大伤枢机不转,阴阳不运则四肢厥冷。虚阳郁于上则咽烂吐脓血,寒盛于下则下部脉不至,泄利不止。正虚邪盛,寒热并见,阴阳错杂难治。仲景匠心别具拟麻黄升麻汤。虽药味繁多、寒热温清并用,但非乌合之众,实为有制之师。麻黄、石膏、甘草为越婢汤主药,发越郁阳;桂枝、白芍为桂枝汤主药,调和营卫;黄芩、知母、天冬、升麻,升清解毒清上热;白术、干姜、茯苓补脾利水温下寒;当归、玉竹滋营养血且防发越之弊,共奏清上温下、扶正祛邪之功。正复邪去,厥逆可回。

七、蛔扰致厥

338 条："伤寒,脉微而厥,至七八日肤冷,其人躁无暂安时,此为脏厥,非蛔厥也。蛔厥者,其人当吐蛔。今病者静,而复时烦者,此为脏寒,蛔上入其腹故烦,须臾复止,得食而呕又烦者,蛔闻食嗅出,其人常自吐蛔。蛔厥者,乌梅丸主之。又主久利。"此条论述了脏厥、蛔厥的区别及蛔厥证治,脏厥为脏气虚极、纯阴无阳,阴不得阳则躁,此躁持续时间不长,为死亡前的虚性亢奋。蛔厥本为寒热夹杂的厥阴病,加之蛔虫扰动,使气机紊乱,阴阳气不相顺接而致厥。用乌梅丸寒热温补并用,正中厥阴病寒热错杂的病机,苦辛酸味合之使虫伏而降之,气机宣通,阴阳气顺接厥自除矣。

八、阳热郁闭致厥

335 条:"伤寒一二日至四五日,厥者必发热,前热者后必厥。厥深者热亦深,厥微者热亦微。厥应下之,若反汗者必口伤烂赤。"本条指出了热厥证治及禁忌,肯定热与厥互为因果关系,说明热厥是由邪热郁闭、阳气不能外达于四肢而致厥,而且强调热伏越深厥亦越深。350 条:"伤寒脉滑而厥者,里有热,白虎汤主之。"此条虽仅提出脉滑而厥,没谈其他症状,但用白虎汤清之,我们可以推断出除四肢厥逆外,还有胸腹灼热、口渴恶热、烦躁不眠,甚至神昏谵语等实热证。用白虎汤清其里热,使阳气得以布散则四肢温。

九、气郁致厥

318 条:"少阴病,四逆,其人或咳或悸,或小便不利,或腹中痛,或泄利下重者,四逆散主之。"此条虽列在少阴篇,但并非少阴病心肾虚惫,而是肝气郁结,气机不利,阳气郁于里,不能布达于四肢而致厥。四肢厥逆轻,肝郁横逆乘土出现土败之象,则腹痛泄利,肝气上逆则咳或悸,气郁三焦气化失调则小便不利。用四逆散疏肝解郁,使肝气条达,郁阳得畅则肢厥自愈。

辨析治厥条文,不难看出,厥逆一证,仲景辨证求因,治法有别,既是辨证类别的模拟,也是同病异治的典型,直至今天仍为中医治疗学的重要治疗原则。厥逆与现代医学的休克类同,只是很多疾病演变过程中的一个症状。以上虽从致厥原因不同进行辨析，但总括起来不外寒厥、热厥两类。阴盛阳衰的寒厥（如通脉四逆汤证、白通加猪胆汁汤证、脏厥）是少阴病发展到最后阶段或厥阴病厥负于热而出现内脏功能极度衰竭而伴有四肢逆冷的综合征，实为重度休克。如不及时抢救，即刻可危及生命。必须孤注一掷，增益甘温、倍加四逆，冀病机回转，再行周旋。其他如中寒肝逆、阳虚水停、寒盛血虚、痰结壅塞、蛔虫扰动均可列为虚寒诸厥，都为寒厥的早期症状，即为不同原因所致的一时血流灌注不足，而出现的早期轻型休克。此阶段，内脏功能尚未完全衰竭，如能恰对病机，因势利导，使气机条达、气血运行正常，可很快缓解症状。早在东汉时期的仲景应用的导痰、温阳化水、补血温经、调理气机之法，与今天抢救早期休克而处理病人的痰、二便，扩充血容量确有相似之处。

热厥相当于感染性休克，仲景论热厥，强调热与厥的互为因果关系，结合今天临床所见到的感染性休克，开始没有不发热的，厥深热深，即发热越高、反应越强烈故厥深；发热轻微反应轻则厥微。热深厥深的白虎汤证为热厥重证，肝郁气滞的四逆散证可列为热厥轻证，肝郁阳气不得外达而致厥并不伴有内脏功能衰竭。

热厥寒厥，二者截然不同，一个要清下，一个要温补，是对立的。但在病情发展过程中，寒厥会阳复太过，热厥会"壮火食气"，阳虚生寒，它们之间又可互相转化。在临床可见到感染性休克，正气未虚时厥深热亦深。但发展到正气虚时，很快可出现心、脑、肾衰竭而见到脉微肢冷、兀自冷汗出等阳衰阴盛的寒厥症状，所以热厥、寒厥是有联系的，可出现在同一疾病的演变过程中。

第十章　方药存真

第一节　三仁汤

　　三仁汤为《温病条辨》清热剂证类方剂。组方为杏仁、滑石、白通草、淡竹叶、厚朴、生薏苡仁、半夏、白蔻仁。甘澜水八碗,煮取三碗,每日服一碗,日三次。方中主要药物为"三仁":杏仁苦温,善开上焦,通宣肺气;蔻仁芳香辛苦,辛开苦降,上通下达转枢中焦,芳香之气醒脾开胃,使水湿得以运化;薏苡仁甘淡性平,益脾渗湿,疏导下焦。配半夏苦温燥湿,厚朴辛苦化湿,通草、滑石、竹叶清热利湿。诸药相合共奏宣化畅中,清热利湿之功。湿邪去,三焦气机得以畅通,热邪得退。方中主药"三仁"具有宣上、畅中、渗下作用,且药性平和,无寒热之偏及温燥辛散之弊。夏至后湿邪当令之时,湿邪留恋气分,形成湿遏热伏之象,若仅用苦辛温燥之剂化湿则热益炽;若用苦寒直折热势则湿仍留。唯以芳香辛苦,清宣淡渗通利气机之品,使三焦宣畅,湿热分消。尤其是湿重于热者,更是适用。若用之得当,可药到病除。

　　夏至以后,暑湿梅雨季节,整个大自然之气笼罩在湿热之中,又加上小儿贪凉喜冷饮,内湿、外湿交织人体极易形成湿邪留恋,湿遏热伏而出现身热不畅,饮食俱差,乏力神滞。有时主要症状可能会不同,或暑湿感冒发热不退,或呕吐纳呆,低热倦怠,或口疮难愈,便稀纳少,或长期低热不退等,但都一定有共同体征:身热不畅,头痛晕眩,胸闷不饥,舌苔白腻或白滑。均为湿邪留于气分,必予三仁汤解之。

第二节　温胆汤

温胆汤同名方剂约有十四首,其中《三因极一病证方论》卷九记载者为常用方。其组成为:半夏、竹茹、枳实、陈皮、甘草、茯苓、生姜、大枣。主治"心虚胆怯,处事易惊,梦寐不详,或异象感惑,遂致心惊胆摄,气郁生涎,涎与气搏,变生诸证,或短气悸乏,或复自汗,四肢浮肿,饮食无味,心虚烦闷,坐卧不安"。故而"气郁生涎,涎与气搏"为其病机要点。所以,本方不仅可以化痰,更可以调畅胆腑气机。

后来的方剂学列为化痰类方,为二陈汤的化裁方,即二陈汤加竹茹、枳实、大枣。其方具有理气化痰、清胆和胃之功效。方中半夏为君,降逆和胃,燥湿化痰;竹茹为臣,清胃化痰,止呕除烦;枳实行气消痰,佐陈皮理气燥湿化痰;茯苓健脾渗湿,祛湿消痰;佐以姜、草、枣调中安其正。全方共奏理气化痰,清胆和胃之功效。适用于胆虚痰热内扰症。历代注家解释本方,《医方集解》:"此足少阳阳明药也,橘、半、生姜之辛温,以之导痰止呕,即以之温胆;枳实破滞;茯苓渗湿;甘草和中;竹茹开胃土之郁,清肺金之燥,凉肺金之所以平甲木也。如是则不寒不燥而胆常温矣。"《成方便读》:"且胆为甲木,其象应春,今胆虚则不能遂其生长发陈之令,于是土不能得木而达也。土不达则痰涎易生。痰为百病之母,所虚之处,即受邪之处,故有惊悸之状。此方纯以二陈、竹茹、枳实、生姜和胃豁痰、破气开郁之品,内中并无温胆之药,而以温胆名方者,亦以胆为甲木,常欲得其春气温和之意耳。"所以,胆者中正之官,清静之府,喜静谧,恶烦扰,喜柔和条达而主生发,恶壅郁,主少阳温和之气。用本方后,痰热清,气郁解,胆腑恢复其温和之常态,以清胆之实,达温胆之用,故名"温胆汤"。

小儿脏腑娇嫩,形气未充,如物方萌,应胆气之春升。当今社会,小儿饮食不节、嗜食肥甘者多,娇惯溺爱、任性冲动者多,心胆不足、神气怯弱者亦有。食滞生痰,肝郁气滞,胆虚痰扰,影响胆木之生发,胆郁痰扰,胃气不和,致生诸疾。所以儿科临床上用温胆汤的机会很多。临床如表现胆怯易惊、眩晕心悸、心烦不眠、夜多异梦、呕恶呃逆、抽搐昏厥等诸多见症,验其苔白腻或黄腻,脉弦滑,抓住"胆郁痰扰"的病机,即可放胆用之。孟老在儿科临床多用于以下几种情况:①痰热上扰型癫痫:用温胆汤加胆南星、郁金、远志、石菖蒲。②痰湿积滞中焦引起的呕吐:用温胆汤加厚朴、神曲、焦山楂、炒苏子。③受惊吓后神情呆滞,胡言乱语:用温胆汤加石菖蒲、郁金、生龙骨。④胆气虚痰热上扰引起的抽动症:用温胆汤加白芍、钩藤、远志。

第三节　白虎汤

白虎汤是《伤寒论》中治阳明经证主方。由石膏、知母、甘草、粳米组成。石膏清阳明胃经之热,除热盛之烦躁,为方中君药;知母清热养阴,除胃热消渴为方中臣药;甘草、粳米和胃养阴为方中使药。药虽四味,清热除烦止渴功效显著。适用于阳明经症:大热、大渴、大汗出、脉洪大。

儿科病热病多,寒症少,乃患四时感冒、传染病、温热之邪侵犯儿体多是温病传变规律,卫之后方言气,邪在气分多表现高热,汗出,口渴,脉洪大,白虎汤症是也。所以白虎汤在儿科是常用方、多用方。

现在的儿童恣食肥甘者多,胃肠素有痰热,遇有外感后里热炽盛也多表现高热、口渴、无汗恶寒、头痛等。治疗要表里双解,用银翘、薄荷、荆芥解其表,更要用白虎汤清其里热,方可药到病除。

再就是夏至前一段气候往往炎热干燥。"先夏至多病温,后夏至曰病暑,暑必兼湿。"孟老深有体会:夏至前感冒,温热之邪直中阳明,根本就不出现卫分病,直接就出现高热、汗出、口渴、脉洪大的阳明气分症。不用白虎汤就非其治也！这种现象在儿童也表现得比较明显。

第四节　知　母

知母味苦性寒,入肺胃肾经,具有清热除烦、滋阴降火、清肺滋胃之功效。

1. 知母苦寒清热,用于邪热引起的低热、汗出、烦渴、脉洪大阳明类症,配石膏组成白虎汤。知母、川贝组成有名的"二母丸",清泻肺热止咳嗽。

2. 滋阴降火,一般苦寒清热药黄连、黄芩、黄柏等虽能清热,但可伤阴化燥,而知母虽苦寒而质润,所以有清热滋阴的作用,可用于阴虚发热、五心烦热、肺热咳嗽、消渴引饮等,在儿童更适用于阴虚肺热、盗汗咳嗽、反复外感者。常配以泻白散、百合、玉竹、川贝、桔梗、紫菀应用。

3. 泻肺滋胃,治阴虚火旺、骨蒸劳热、盗汗、咯血等证。与黄柏同六味地黄汤配知柏地黄丸,可用于消渴病后期出现阴虚火亢、劳热盗汗。

总之知母这味药在清热药中好用常用,清热不伤阴,滋柔而不腻滞。

第五节　忍冬藤

忍冬藤乃金银花藤,性味功能与金银花相似,只是藤比花的作用小些。性寒而味甘,与花同入肺、肾、心经。具有清热解毒功效,另外还具有通经活络作用。

常用于急性关节炎关节肿痛者,多与威灵仙、秦艽、羌活、独活、苍术、黄柏、木瓜、半夏、透骨草等配伍。儿科常用于肠胃积热引起的厌食。性寒而清热,作用比较缓和,无金银花之猛烈。入胃经而通经络,具有通肠胃经络的作用,所以多年来我们采用忍冬藤为主药,配伍连翘、竹茹、枳实、陈皮、茯苓、神曲、鸡内金治疗胃肠积热引起的厌食、胃痛、消化不良等效果很好。

第六节 马齿苋

马齿苋,味酸性寒,入心与大肠经,具有清热解毒、治痢疗疮的作用。但清热解毒作用较金银花、蒲公英、紫花地丁要缓和,不伤正气,所以临床热毒症用马齿苋者少,而用金银花、蒲公英者多。常用的是马齿苋治疗热痢的功效。民间用生马齿苋捣汁煎服治痢疾很有效,近于抗生素功效。儿科常用马齿苋治痢疾、肠炎及肠系膜淋巴结炎。

痢疾常用方:马齿苋 15 g、黄连 3 g、黄芩 6 g、秦皮 6 g、白头翁 9 g、生薏苡仁 15 g、厚朴 9 g。

肠炎常用方:葛根 10 g、马齿苋 12 g、黄连 3 g、苍术 10 g、生薏苡仁 12 g、滑石 10 g、甘草 3 g。

肠系膜淋巴结炎常用方:白芍 9 g、元胡 9 g、马齿苋 12 g、郁金 10 g、浙贝 10 g、青皮 10 g、砂仁 6 g、厚朴 9 g、茯苓 12 g、枳壳 9 g。

第七节 连 翘

连翘,味苦辛而性寒,芬芳轻扬,辛散之性能和营调气,通达上下,苦寒清热解毒,性平和不伤正,味苦寒而不凝滞。其临床作用有三。

1.清散温邪 温热病初期,邪在上焦卫分,表现身热、头痛、恶寒、咳嗽、咽痛等,用本品清散上焦肺热。与金银花、桔梗、薄荷、竹叶、荆芥、豆豉、牛蒡子、芦根同用,组成名方"银翘散"。如咳嗽多者,加桑叶、菊花、苦杏仁、薄荷、桔梗、甘草、芦根同用,组成名方"桑菊饮"。

2. 清心泻火　温热之邪逆传心包，出现高热神昏、谵语烦躁时用连翘配玄参、麦冬、竹叶、莲子心、郁金、黄连、犀角同用；心火移热于小肠出现小便热痛，尿急、频，用连翘配生地、木通、猪苓、泽泻、萹蓄、瞿麦、滑石、车前草同用；心火上炎，目赤肿痛，口舌生疮，咽肿喉痛者用连翘配金银花、赤芍、牡丹皮、黄芩、石膏、栀子同用。

3. 解毒治疮　连翘苦寒清热，苦辛能散，故具有清热解毒、散解排毒之功。可治疮毒痈肿，配金银花、野菊花、蒲公英、紫花地丁、赤芍同用，为疮家要药。其散血中郁火壅结、消肿散结作用大于金银花，所以妇科病、血热肝郁者也常用之。

近代药理研究报道：连翘对金葡菌、痢疾杆菌、伤寒杆菌、大肠杆菌、绿脓杆菌、肺炎双球菌具有较强的抗菌作用。

第八节　蝉　蜕

蝉蜕为蝉科昆虫黑蚱蝉羽化后所脱的皮壳，性味甘寒，具有散风热、透疹、退翳、解痉之功效。孟老认为该药在儿科中应用广泛。若配伍得当可获平中见奇、以轻胜重之效。兹介绍如下。

1. 疏风清热，平肝解痉治高热惊厥　小儿"稚阴稚阳""纯阳"之体，且"肝常有余，脾常不足"。外感风热或热毒之邪极易入里化热化火，热极生风而出现抽风。蝉蜕疏风清热、平肝解痉，配钩藤、薄荷、僵蚕、连翘、金银花、栀子、荆芥等以轻胜重。

2. 疏风解表，治喉痒频咳　小儿感受风热之邪，风热上受而出现咽干喉痒，频频作咳。可用蝉蜕疏风解表，喉风除则咳自止。蝉蜕和牛蒡子、薄荷、连翘、桔梗、杏仁、苏叶、桑叶、荆芥、前胡、射干配伍应用。

3. 解表透发，医各种疹疾　小儿麻疹、猩红热、风疹均属风温病范畴。早期若疹出不畅或疹期作痒均可用蝉蜕配葛根、薄荷、连翘、金银花、荆芥等,临床收效甚佳。

4.解除平滑肌痉挛,治哮喘　小儿不论何因引起的哮喘都存在支气管平滑肌痉挛的病理机制。临床常用蝉蜕、地龙、胆南星等解除平滑肌痉挛的药物,配伍麻杏石甘汤或小青龙汤加减治疗哮喘病。

5.取类比象,治疗腹泻　济南市中医医院已故儿科名老中医侯汉枕在世时,常用蝉蜕治疗婴幼儿腹泻,问其故,曰蝉饮风吸露,只进不出。孟老经10余年临床观察发现,脾虚腹泻、大便稀溏带沫者,用蝉蜕配伍苍术、茯苓、生薏苡仁、白扁豆、山药、炒谷芽,服之甚效,平中见奇,分析认为该药含有大量蛋白质、氨基酸、有机酸,有利于改善肠黏膜的吸收作用。

6.除风消肿,疗水疝　小儿水疝即睾丸鞘膜积液。小儿"肝常有余",多因哭闹、惊恐致肝气逆乱,疏泄失常,气机郁滞,三焦气化失司,水湿停聚,循肝经积于阴部而发病。常用蝉蜕30 g水煎外洗热敷,一般外用3日可痊愈。

附录　孟宪兰教授文艺作品精选

登八达岭长城有感

1994 年 10 月国庆刚过,我与同事王鲁莉同去北京参加"全国中医内科学会会议"。会议结束,又同去八达岭长城,颇有兴致。

吾与好友登高望,金秋十月好风光。

长城内外秋色美,满山黄花溢芬芳。

秦皇御敌奇迹建,炎黄子孙豪气扬。

今朝游人遍世界,颂我中华臻富强。

宪兰作于 1994 年 10 月 7 日

春满人间

三九天应是天寒地冻,可今年反常,近几天温度高达 16℃左右,还下了小雨,非常宜人。

阵阵暖风吹人间,潇潇细雨润心田。

冬令若能长如此,雪花何时飞满天。

宪兰作于 2002 年 1 月 14 日

谢卞春强教授赠书

我院推拿科卞春强教授赠余一本由他主编的《齐鲁推拿》并在扉页上赠言：橘井严冬雪为美,杏林春风兰领先。

卞君赠书又赠言,惠我琼瑶妙语甜。

橘井严冬雪为美,杏林春风兰领先。

对仗工整典故用,雪兰吾名含里边。

真乃天公巧安排,才华横溢字行间。

宪兰作于 2002 年 8 月 15 日

拜师会

山东省全国第三批名老中医专家学术经验继承工作拜师仪式在济南南郊宾馆举行。王军民副省长、国家中医药管理局相关领导及省市卫生部门领导出席并讲话。会议隆重热烈,孙娟、边宁向余献了鲜花,甚喜甚慰。

振兴中医忆轩辕,诸君谁个不英贤。

桑榆任重而道远,传经育人倾心田。

宪兰作于 2003 年 7 月 20 日

游张家界

"十一"放长假,随夫参加中铁国旅旅游团到张家界一游。奇山秀峰之自然景观堪称一绝。

千峰耸立入云端,万崖叠翠称奇观。

青林茂密遮天际,游人疑似在仙间。

宪兰作于 2002 年 10 月 6 日

扬州西湖美

2012 年重阳节之际,余随同医院退休人员百余人,南下扬州、镇江旅游。瘦西湖名不虚传,景色宜人,流连忘返。

柳青十月下扬州,瘦西湖中往返游。

二十四桥尊荣在,五亭桥上月光稠。

水犹清澈碧波走,三步一桃五步柳。

昔人寻欢留佳句,今朝美景更消愁。

宪兰作于 2012 年 10 月 28 日

词

如梦令·盼春归

春日出差多日不还,吾思绪万千,填词以抒怀。

昨夜雨疏风骤,梦里不消忧愁。

试问远道人,可知何时归旧?

知否,知否,人比黄花还瘦。

宪兰作于 1980 年 10 月 11 日

诉衷情·晋升主治中医师有感

十年浩劫,一切正常秩序打乱。余工作 17 年,方晋升主治中医师。几多磨难,几多苦辣酸甜,几多人生感悟!

蹉跎岁月磨人难,

王门关风寒。

十又七载勤奋，

主治职方现。

病房建，

身手显，

救病员，

爱心奉献。

真才实学，

实践检验。

宪兰作于 1987 年 10 月 10 日

诉衷情·悲

1990 年元旦,慈父 83 岁因患肺炎并心衰离开人世,余最后没见到一面,终成遗憾。

一纸电文噩耗传,慈父离人间。

悲切切痛流涕,欲飞向西天。

使父还，

尽孝心，

无悔怨！

千秋既悯，

永留遗憾，

痛刻心间。

宪兰作于 1990 年 1 月 7 日

一剪梅·参加珠海全国儿科学术交流会

1998 年 7 月 20 日应邀参加全国儿科学术交流大会,住珠海市政府望海楼招待所。感慨之余,填词一首以记之。

学者专家会珠城,

演讲交流,

学术争鸣,

万紫千红各峥嵘。

新老切磋,

议论风生,

各派见解树新风。

前辈经验,

后人继承,

儿科发展壮阵容,

济济英才,

学验俱丰。

宪兰作于 1998 年 7 月 22 日

西江月·思念学友

2011 年中秋,已退休 4 年的生活很潇洒,中秋节前接到几个学友短信和电话问候,大学毕业各奔东西,未曾会面,很是思念!作小词以记之。

忆往昔风华茂,

看今朝华发老。

路漫漫已逝春俏,

岁月满载自豪。

情切欲诉衷肠,

意悠盼望聚闹。

莫道桑榆秋色樵,

确是夕阳最好!

宪兰作于 2011 年 10 月 2 日

沁园春·新政颂

锦绣中华,民族激扬,新政力强。

看中国梦乡,天骄英明,雄才绽放,实干威望。

目标雄伟,蓝图辉煌,反腐治贪力度强!

东风舞,乡村变新貌,日近小康。

大地处处芬芳,江河青山着意靓。

揽春风化雨,惠泽民生。绘出春色,降下吉祥。

曲美韵和,动听悠扬,国人齐唱新乐章!

云霞瑞,甜歌怡人醉,分外高亢!

宪兰作于 2014 年 12 月 10 日

图书在版编目（CIP）数据

孟宪兰儿科经验集/孙娟主编. —济南:山东科学
技术出版社,2016.2(2021.1 重印)
ISBN 978 - 7 - 5331 - 8154 - 3

Ⅰ.①孟… Ⅱ.①孙… Ⅲ.①中国儿科学—临床
医学—经验—中国—现代 Ⅳ.①R272

中国版本图书馆 CIP 数据核字(2016)第 026610 号

孟宪兰儿科经验集
MENGXIANLAN ERKE JINGYANJI

责任编辑:韩　琳

主管单位:山东出版传媒股份有限公司
出　版　者:山东科学技术出版社
　　　　　地址:济南市市中区英雄山路189 号
　　　　　邮编:250002　电话:(0531)82098088
　　　　　网址:www.lkj.com.cn
　　　　　电子邮件:sdkj@sdcbcm.com
发　行　者:山东科学技术出版社
　　　　　地址:济南市市中区英雄山路189 号
　　　　　邮编:250002　电话:(0531)82098071
印　刷　者:北京时尚印佳彩色印刷有限公司
　　　　　地址:北京市丰台区杨树庄103号乙
　　　　　邮编:100070　电话:(010)68812775

规格:小 16 开(710mm×1000mm)
印张:12.5　彩页:12
版次:2021 年 1 月第 1 版 第 2 次印刷
定价:50.00 元

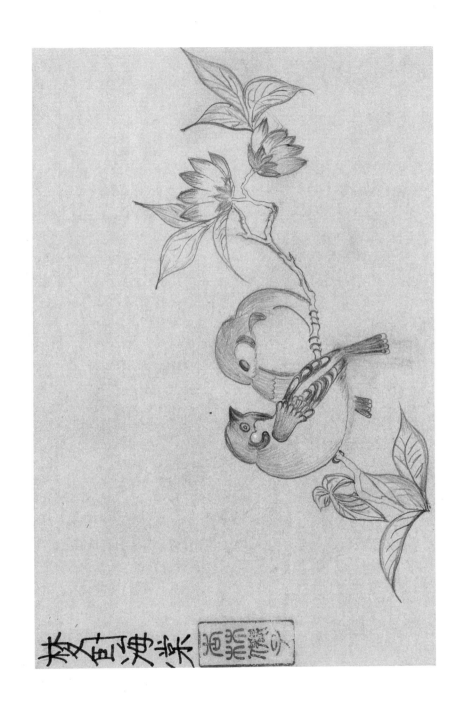

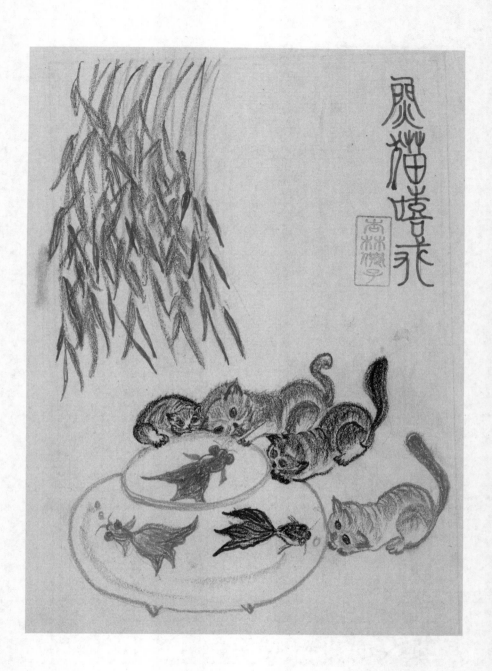

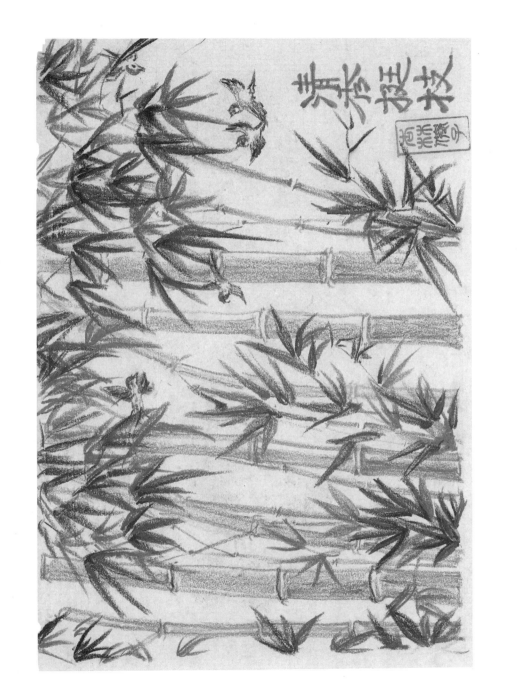

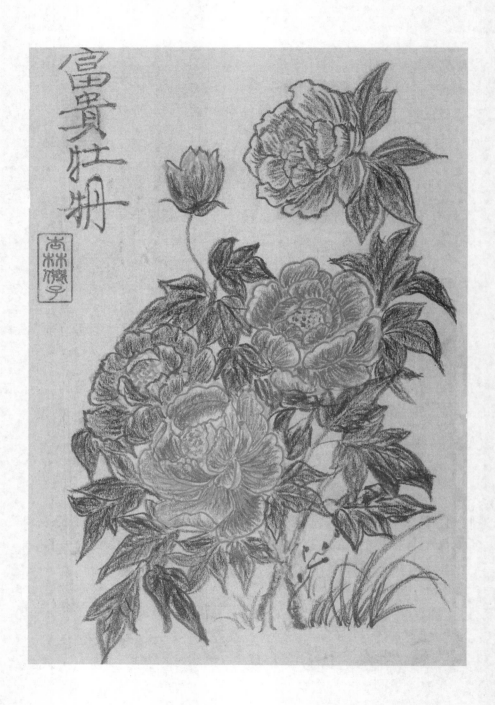

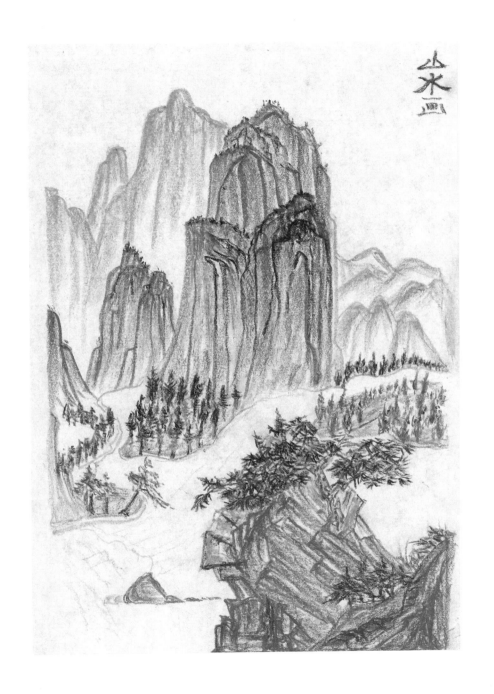

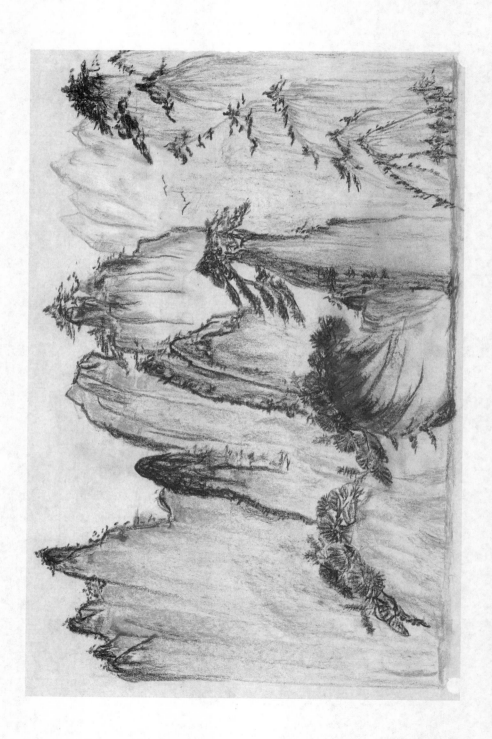

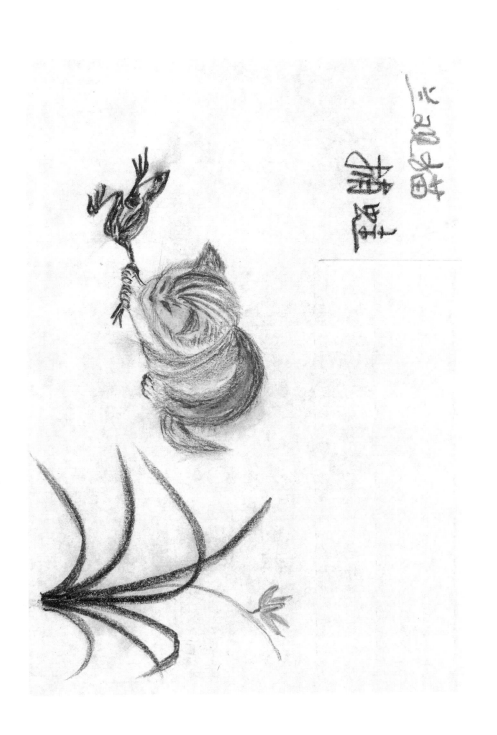

猫咪

好可爱啊

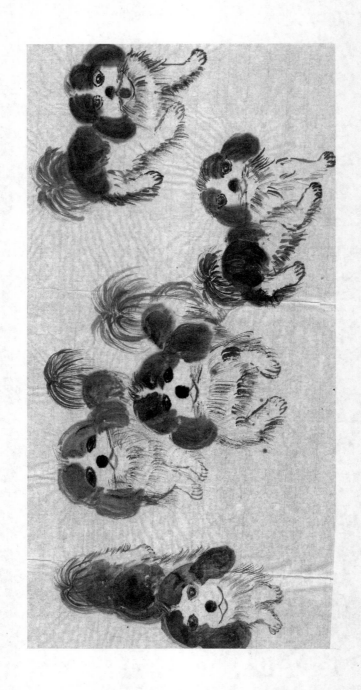

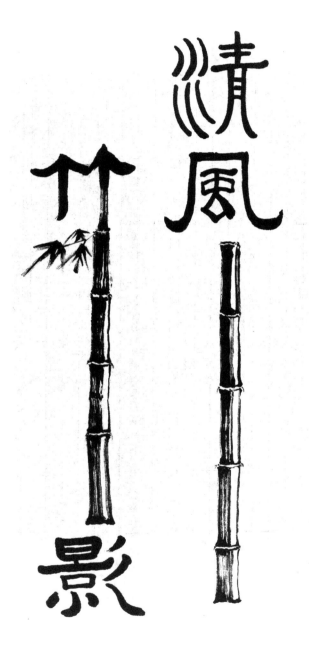

清風

竹

影

明月松間照

清泉石上流

上善若水

厚德載物

人有悲歡離合月
有陰晴圓闕此
事古難全但
願人長久千里共
嬋娟

東九繇曆莫相君

竹早歲逝青凶

久未先家昂

遙遊纙州

講正气　講政　悟道　講
學習　講　多　明　道
新風　立學　…
認真學習　…
黨的十八大　精神

謙

尌

新　夕

顧　明